1 變人生的

姿勢教室

姿勢矯正治療師 杉森匠司

匠司在成為雪梨
魅力治療師前的經歷

大家好！
我是姿勢矯正
治療師匠司。

我位於澳洲雪梨
與塔斯科特的
治療院所，都是
「人氣排隊名院」！

我的ＹＴ頻道「シドニー
のしょうじチャンネル」
也在全球大受歡迎！

頻道訂閱數
22萬人!!

不過在成為
魅力治療師前，我的
人生其實苦難不斷……

在大阪出生的我
小時候患有氣喘，
是個體弱多病的
孩子。

無法呼吸……

國中馬拉松大會，
連女生都超越我，
讓我大為震驚。

我們
先走囉！

這樣下去
可不行……
我想要變健康!!

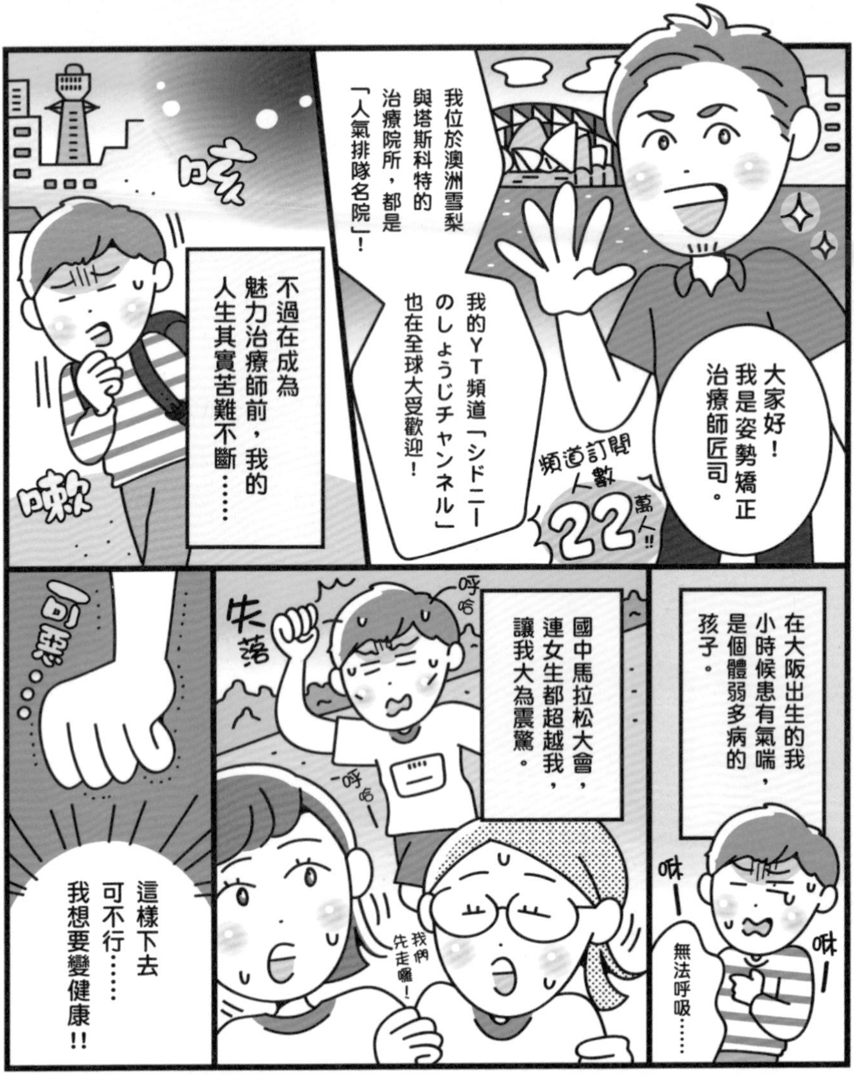

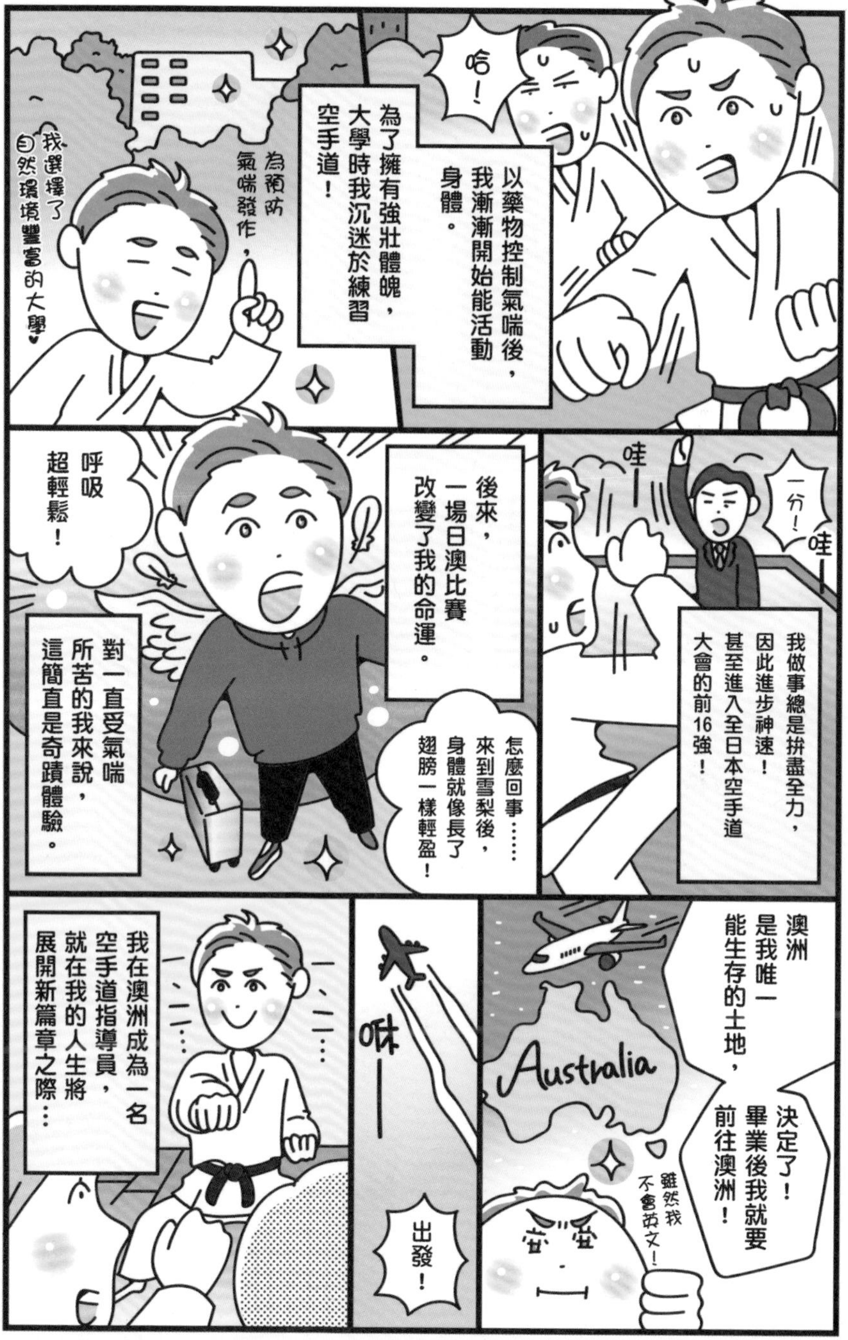
哈！
以藥物控制氣喘後，我漸漸開始能活動身體。
為了擁有強壯體魄，大學時我沉迷於練習空手道！
為預防氣喘發作，
我選擇了自然環境豐富的大學♥
哇—
一分！
哇—
我做事總是拚盡全力，因此進步神速！甚至進入全日本空手道大會的前16強！
後來，一場日澳比賽改變了我的命運。
怎麼回事……來到雪梨後，身體就像長了翅膀一樣輕盈！
呼吸超輕鬆！
對一直受氣喘所苦的我來說，這簡直是奇蹟體驗。
澳洲是我唯一能生存的土地，
Australia
決定了！畢業後我就要前往澳洲！
雖然我不會英文！
咻—
出發！
我在澳洲成為一名空手道指導員，就在我的人生將展開新篇章之際……

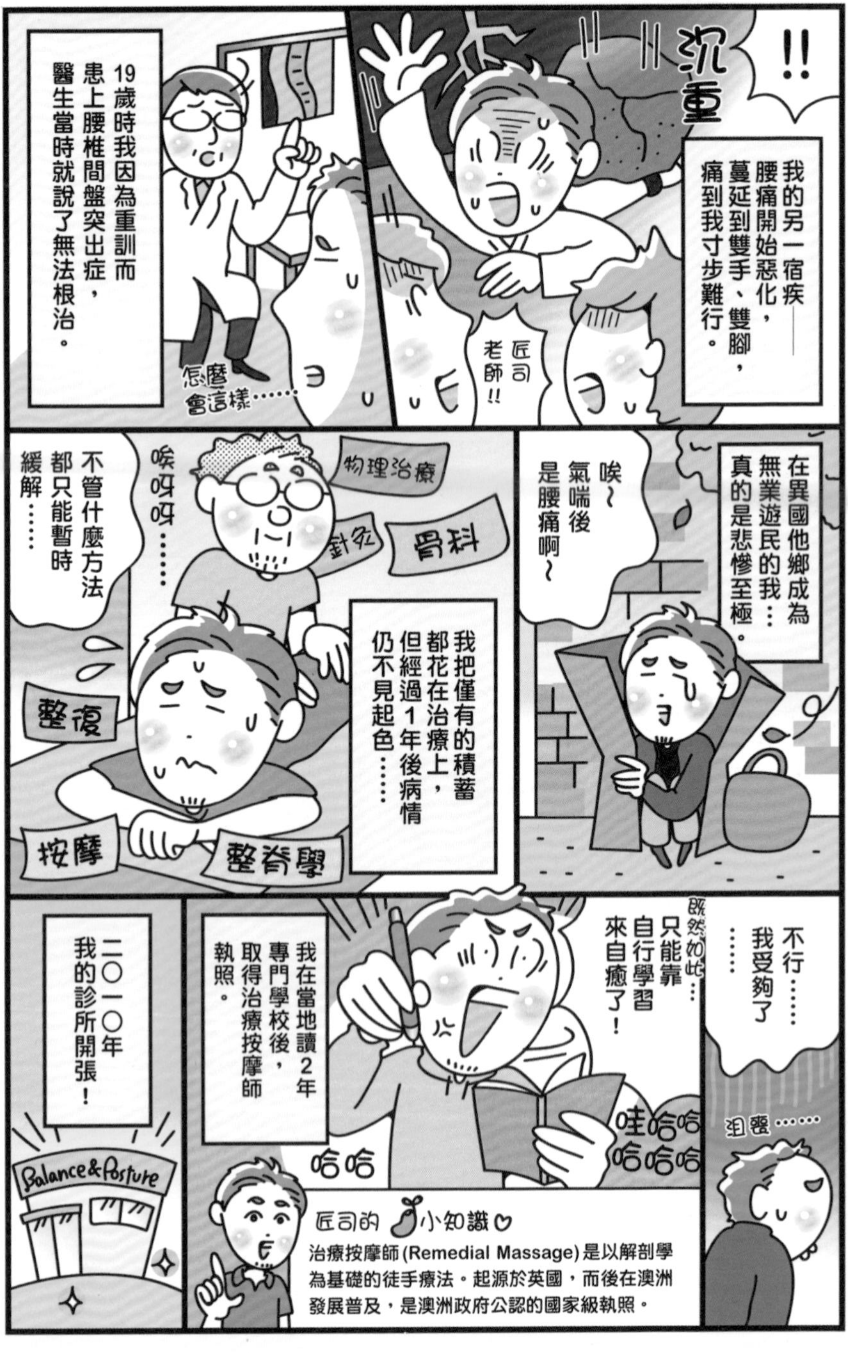
!!
沉重
我的另一宿疾——腰痛開始惡化，蔓延到雙手、雙腳，痛到我寸步難行。
匠司老師!!
19歲時我因為重訓而患上腰椎間盤突出症，醫生當時就說了無法根治。
怎麼會這樣……
在異國他鄉成為無業遊民的我……真的是悲慘至極。
唉~氣喘後是腰痛啊~
物理治療
針灸
骨科
唉呀呀……
不管什麼方法都只能暫時緩解……
我把僅有的積蓄都花在治療上，但經過1年後病情仍不見起色……
整復
按摩
整脊學
不行……我受夠了……
沮喪……
既然如此……
只能靠自行學習來自癒了！
哇哈哈哈哈哈
哈哈
我在當地讀2年專門學校後，取得治療按摩師執照。
二〇一〇年我的診所開張！
Balance&Posture
匠司的小知識
治療按摩師(Remedial Massage)是以解剖學為基礎的徒手療法。起源於英國，而後在澳洲發展普及，是澳洲政府公認的國家級執照。

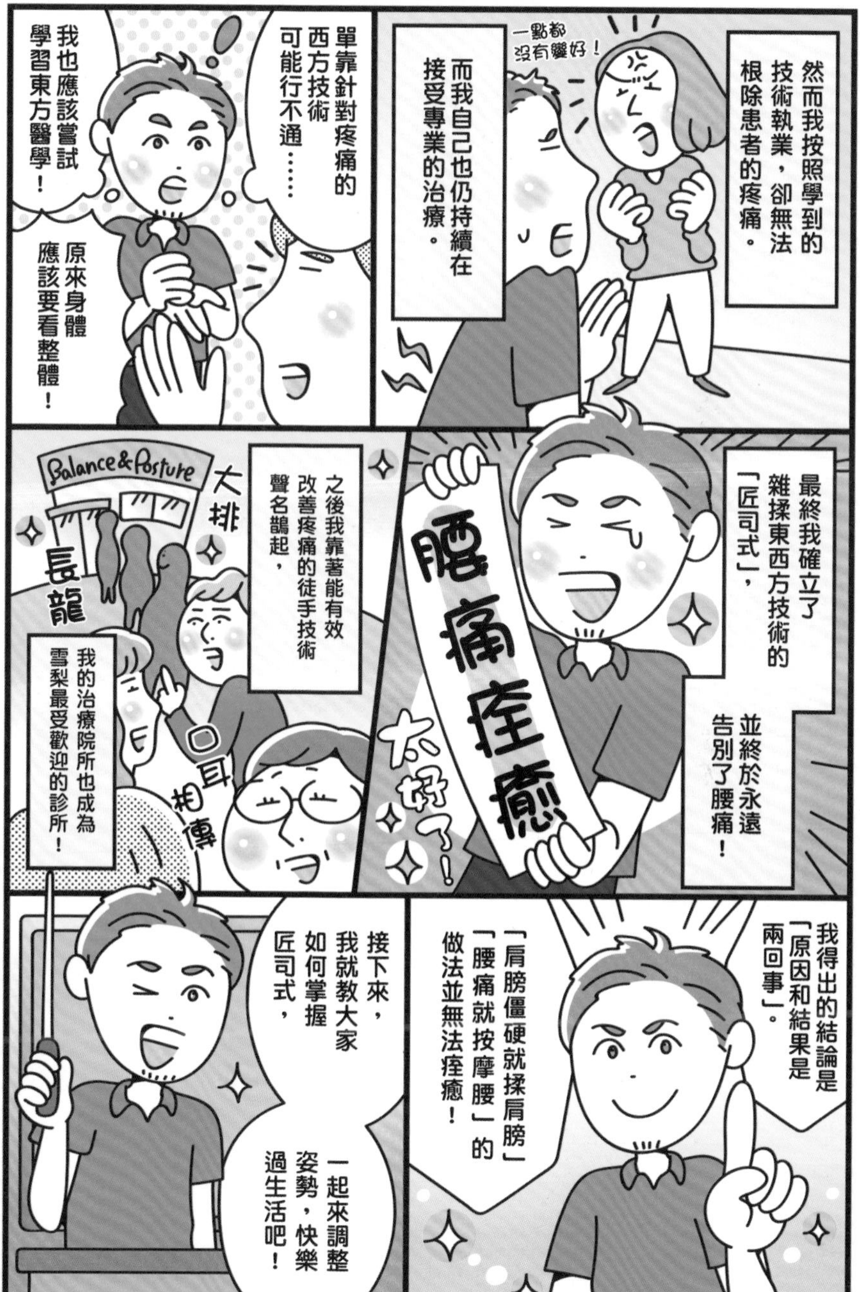
然而我按照學到的技術執業，卻無法根除患者的疼痛。
一點都沒有變好！
而我自己也仍持續在接受專業的治療。
單靠針對疼痛的西方技術可能行不通……
我也應該嘗試學習東方醫學！
原來身體應該要看整體！
最終我確立了雜揉東西方技術的「匠司式」，
並終於永遠告別了腰痛！
腰痛痊癒
太好了！
之後我靠著能有效改善疼痛的徒手技術聲名鵲起，
Balance&Posture
大排長龍
口耳相傳
我的治療院所也成為雪梨最受歡迎的診所！
我得出的結論是「原因和結果是兩回事」。
「肩膀僵硬就揉肩膀」「腰痛就按摩腰」的做法並無法痊癒！
接下來，我就教大家如何掌握匠司式，
一起來調整姿勢，快樂過生活吧！

前言

大家好，我是雪梨的姿勢矯正治療師匠司。為了讓各位知道如何讓身體更輕鬆，接下來我將介紹相關的知識與運動。

我們的生活周遭充斥著許多導致姿勢不良的事物，如：智慧型手機、平板和電腦。我想大家應該都很清楚這些會導致烏龜脖、肩膀僵硬與駝背。

然而，壞的並不是這些電子產品，而是**長時間維持相同姿勢的壞習慣**。例如：桌前辦公、久站工作、在書桌前埋頭讀書、重度使用慣用手做家事、傷腰的育兒

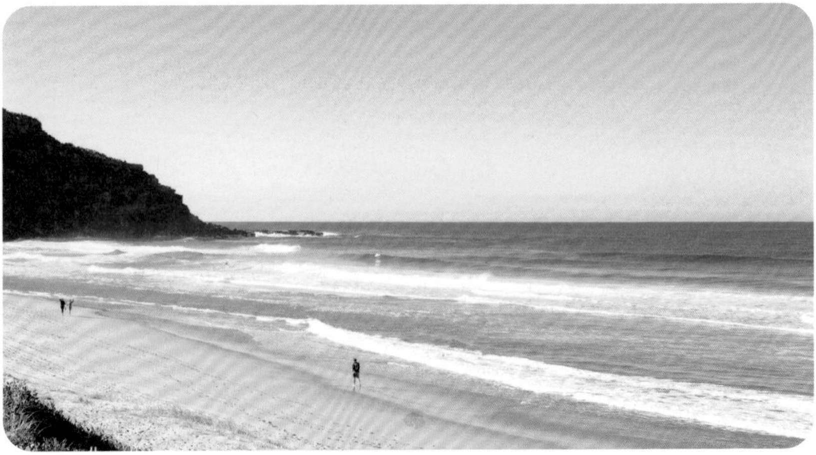

工作等……集中精神的時間愈長，身體變形的風險就愈高。

不良姿勢中最具代表性的，就是**「駝背」**和**「骨盆前傾」**。

一旦駝背，不僅會引發肩頸僵硬與疼痛、圓肩（肩膀內旋）、手指發麻、胸部下垂……還會導致臉部肌肉下垂，肺部也會受到壓迫而無法充分呼吸，造成大腦因氧氣循環不足而總是處於昏沉狀態。

而且**駝背也是導致肥胖**的原因。肩胛骨周圍具有能有效燃燒脂肪的細胞，倘若肩胛骨沒有處在正確位置，也就是駝背時，人就很難瘦下來。

另一方面，骨盆前傾是指身體從側面看時，腰部曲線比一般自然的S型更彎曲的狀態。當骨盆前傾，上半身自然會往前倒，這時為避免失去平衡，腰部便會大幅凹折。骨盆前傾將導致慢性腰痛、發冷、水腫、小腹突出、大腿緊繃……可說是**百害而無一利的不良姿勢**。

本書收錄了**告別這些不良姿勢的超簡單方法「匠司式」**。一次只需約30秒，**左右兩邊做完也只要1分鐘！**讓您瞬間學到何謂理想姿勢並持續保持。

我的姿勢矯正口號是「**簡單、安全、效果超群**」。起初我設計這些動作是想讓患者能自行回家練習，因此著重設計「回家一個人也能做」的運動，沒想到顯著提升了患者的滿意度！也多虧這些動作，我才能在雪梨經營出「排隊名院」。

我將這些運動分享到YouTube之後，更是收獲了來自世界各地的反響，目前我的頻道已擁有約22萬人訂閱（截至二〇二三年底）。

「原本非常嚴重的**疼痛消失了**。」

「我不僅**早上能輕鬆下床**，還能馬上靈活地活動身體了。」

「我能**輕鬆舉起**物品了。」

許多人開心的反饋持續鼓舞著我。

本書是將頻道上的熱門運動影片，濃縮整理成一冊的作品。書中每項運動都是我的自信之作，而且全都是YouTube上播放量超過10萬以上的影片，有些甚至**播放了將近200萬次**。

姿勢改善後，笑容也會增加，美好的人際關係也將隨之而來。感到全身精力充

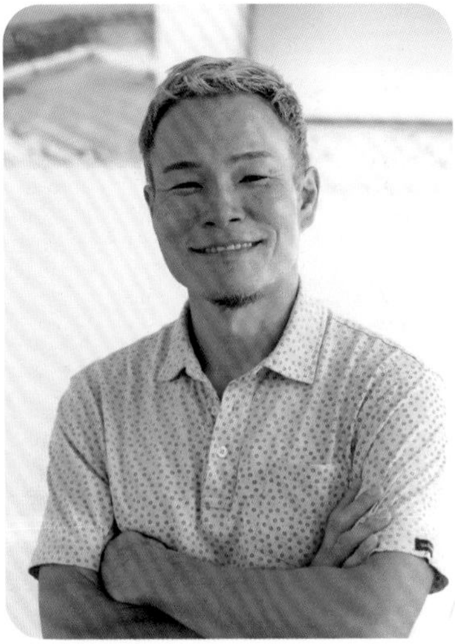

沛之後，將能從小小目標逐步完成遠大夢想。

本書也收錄了許多勵志故事，全是我的患者的真實心路歷程。希望各位也能透過匠司式開拓嶄新人生。

讓我們一起藉由這收獲多方好評、**零復返的匠司式**來改善姿勢，進而改變心靈吧！我也期待這些改變最終能大大扭轉各位的人生！

姿勢矯正治療師　匠司

身體不適的原因可能是姿勢不良!?

頸部僵硬
腰痛
肩膀僵硬
五十肩
食慾不振
便祕
水腫
手腳冰冷
容易肥胖
膝蓋痛
膝超伸
關節疼痛
O型腿、X型腿
經前症候群
尿失禁
坐骨神經痛
容易疲勞
情緒低落

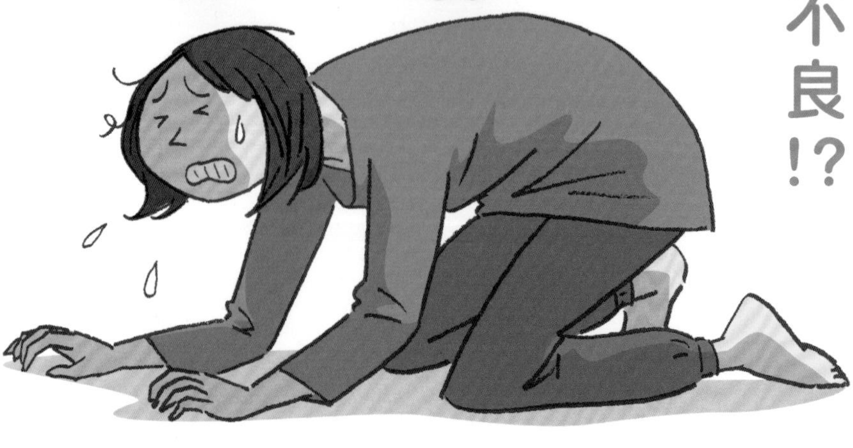

然而

透過匠司式改善姿勢後……

就能改變人生！

消除鬆弛

提升
血液循環

改善
肩頸僵硬、
腰痛

身形線條
俐落

呼吸
更深沉

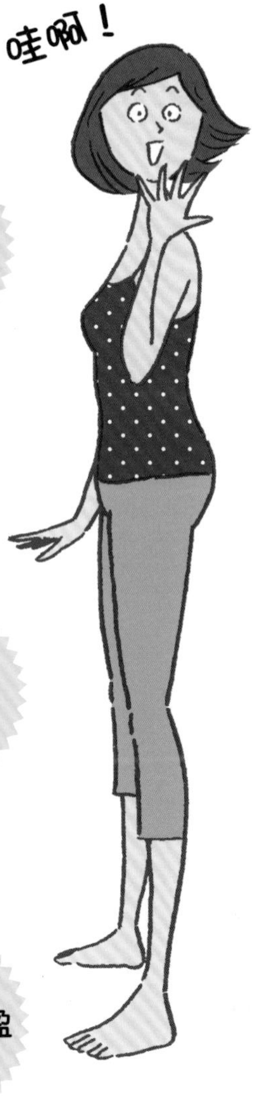

瘦身

不易疲勞

加速
腸胃蠕動

美腿

改善排便

緩解發冷
與水腫

提升肌力

思路更清晰

身體更輕盈

居然能促成如此大的改變！

改善圓肩、便祕等身體不適，還在半年內瘦了8公斤且無復胖。

案例 No. 1

name：Miho Ito

age：66歲

address：日本

我經營著一家放鬆沙龍，由於工作時姿勢經常前傾，導致我飽受圓肩、肩膀僵硬與腰痛的困擾。另外，我在40年間挑戰了各種減肥法，但都無法長久，在反覆復胖下，最終達到人生巔峰的62.7公斤……

而就在這時，我得知了在YouTube上大受歡迎的匠司老師，並於2020年6月開始參加線上的匠司式減肥計畫。我認為匠司式的魅力在於不會對身體造成負擔，能在不勉強的狀態下輕鬆進行。

每天持續做之後，我的圓肩與骨盆前傾都有所改善，還在半年內減了8公斤，從照片也能明顯看出胸部尺寸不變、身形卻更加俐落。隨後我又瘦了4公斤，歷時2年後的現在，我已成功減重12公斤以上，且一直保持在理想的40公斤左右。

我沒有做任何飲食控制，酒精、甜食也沒刻意節制，卻能有如此成果。而我也沒想到僅僅只是改善姿勢，就連便祕、發冷等身體不適也消失無蹤。由於效果實在驚人，我在自己的沙龍服務時，也一定會告訴客人有匠司式這個保養方法。

After

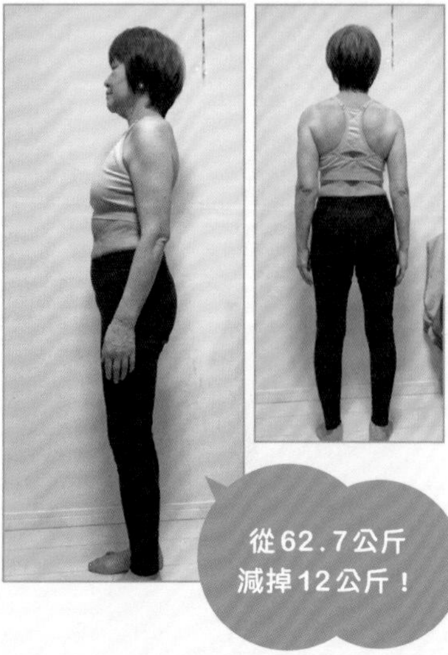

<<

Before

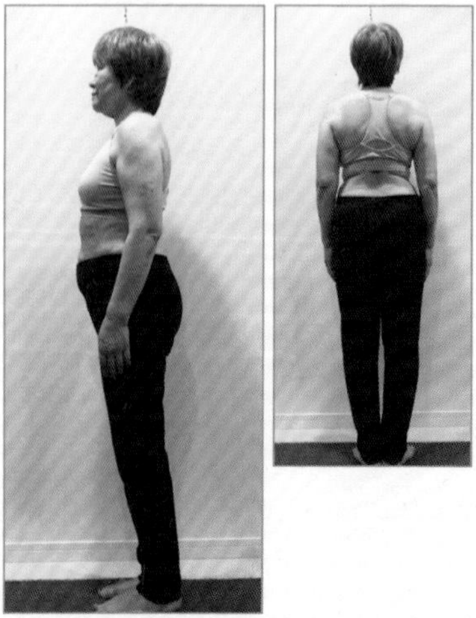

從62.7公斤
減掉12公斤！

脫離腰痛到要坐輪椅的生活，生產、育兒的負擔也大幅減輕！

案例 No. 2

name：Diana

age：30歲後半

address：澳洲

自11歲罹患慢性腰痛，我的人生就飽受疼痛折磨。嘗試了各種療法都沒有好轉，還有醫生說：「妳這是心因性腰痛，沒藥醫。」直接宣告放棄。大學時我已經連路都走不好，只能坐輪椅度日。後來我結婚，在20歲左右與丈夫有了愛的結晶，但生產加劇了我的腰痛。結果我不光要幫孩子換尿布，連自己的生活也與輪椅和尿布為伍，如此辛苦育兒的日子讓我身心俱疲。雖然我希望能生3個小孩，但就連丈夫也懇求我放棄這個夢想。

剛過30歲時，我在熟人介紹下參加了匠司的姿勢矯正座談會，沒想到馬上見效，且效果好到讓我不禁想：「之前接受的到底是什麼治療？」於是我開始前往匠司的診所看診，最終徹底根治這曾讓我苦不堪言的腰痛。我無法忘記女兒第一次和我一起奔跑時，臉上洋溢的幸福表情。之後，在匠司的幫助下，我在35歲時有了第3個孩子，沒想到沒有腰痛後，生產和育兒竟能減輕這麼多負擔！最近我珍惜地體會著活動身體的幸福，在父親的道場享受空手道的樂趣。我們一家人會永遠感激匠司，是他給了我們本以為不可能實現的生活。

After

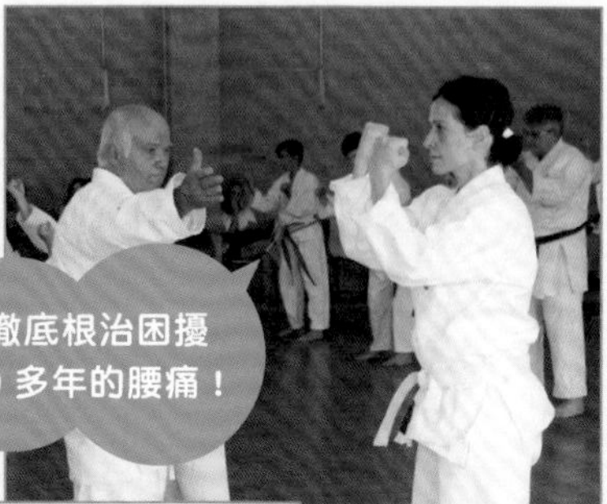

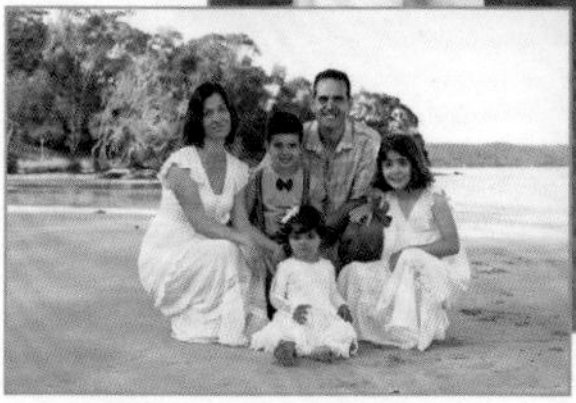

Before

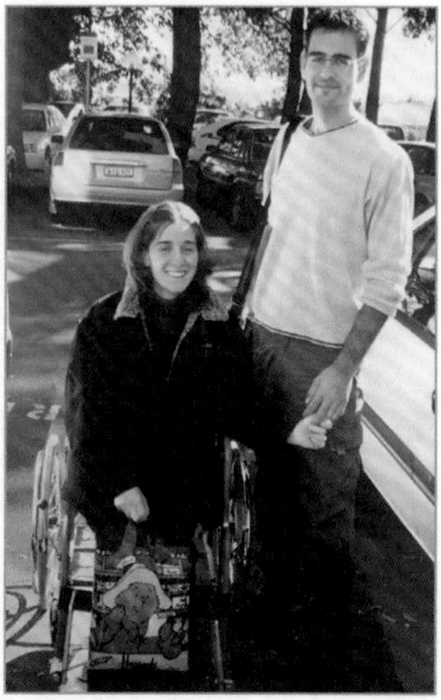

案例 No. 3

腹部與臀部變得緊緻，心態也更正向。

name：Mineko

age：50歲出頭

address：加拿大

成功減重15公斤，消除壓力肥。改變體態的同時也改變人生。

煩惱人際關係的壓力使我不斷暴飲暴食，結果便是體重直線上升。大腿與臀部持續累積的脂肪，加劇了骨盆前傾，我的身體變形到難以直立的地步，對此感到大事不妙的我決定加入匠司先生的線上沙龍。明明只是簡單的伸展，但只要有做姿勢就有所改善，體重也是肉眼可見地下降，在半年內我就瘦了15公斤。

然而更令人驚訝的是，當身體發生改變時，我的心理也好轉，變得自信又自在。現在的我過得毫無壓力，每天都開心過生活。

After

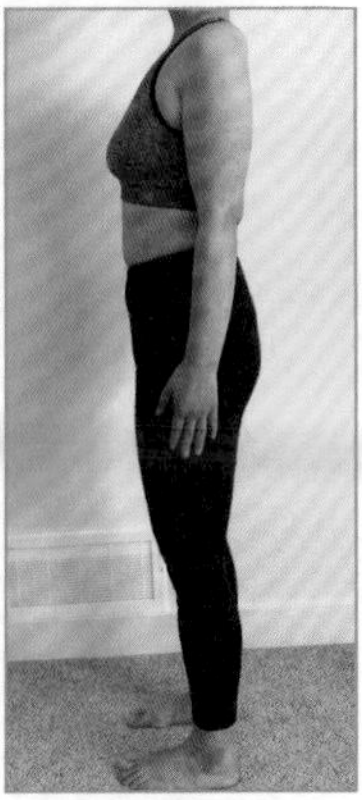

<<

Before

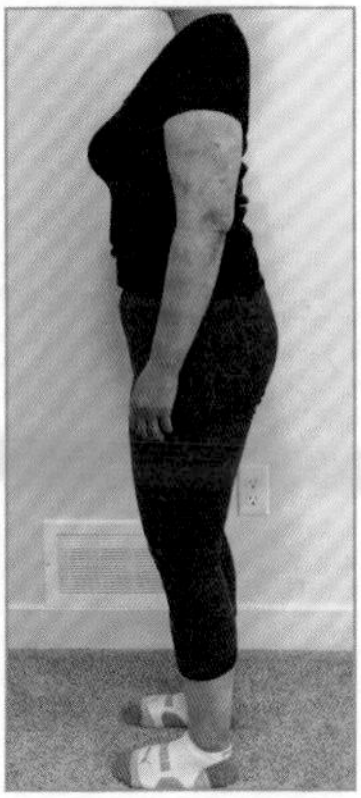

案例 No. 4

僅2個月，姿勢就有顯著改善！

name：Mike

age：30歲出頭

address：澳洲

After

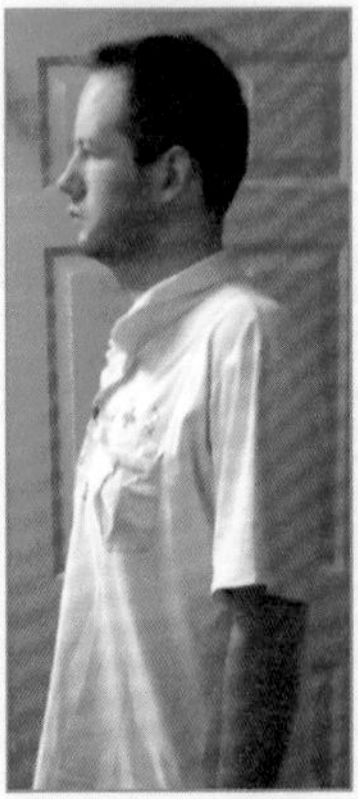

<<

Before

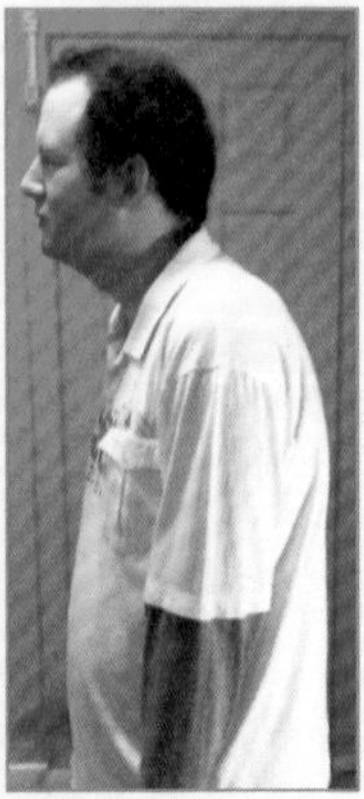

駝背&烏龜脖的雙重打擊。只花2個月姿勢就發生劇變！

我的工作多需在桌前辦公，因此我長期有駝背與烏龜脖的困擾。然而工作又不能換，本來已經半放棄的我在母親的帶領下，前往匠司的診所求診。結果僅花了2個月，我的姿勢就如照片所示，發生了驚人變化。

改善姿勢後，我整個人也變得更有自信。從那時起我和匠司已有10年以上的往來。在堅持自我養護下，我的身體狀況一直很健康，但我仍會定期前往診所保養，因為每次去之後，總能讓我感到精力充沛。

我有嚴重的肩頸僵硬與腰痛，身體硬邦邦的。我最不擅長的動作是上半身後仰，然而在做了匠司式後，僅1週我的身體就能後仰到這個程度！除了感覺身輕如燕外，工作、家事做起來也更輕鬆了。（女性・50歲中半）

After　Before

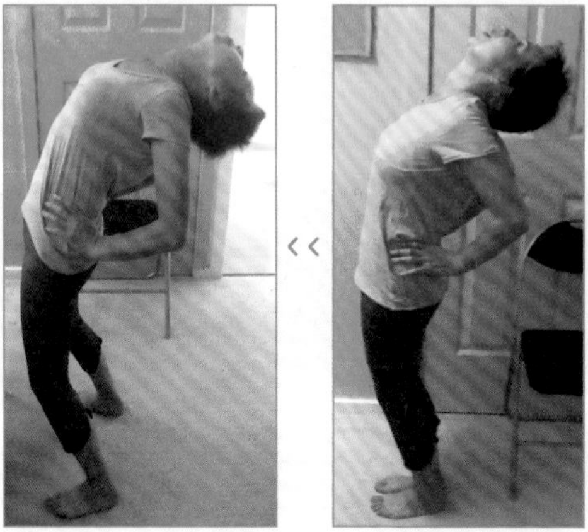

在旅遊業工作的我，主要都是在桌前辦公，因此長年有肩膀僵硬的煩惱。不過在學會做匠司式後，我的肩膀僵硬獲得了改善。而且在養成保持良好姿勢的習慣後，我在工作上也愈來愈有動力，甚至還被提拔為專案組長。（女性・30歲中半）

After　Before

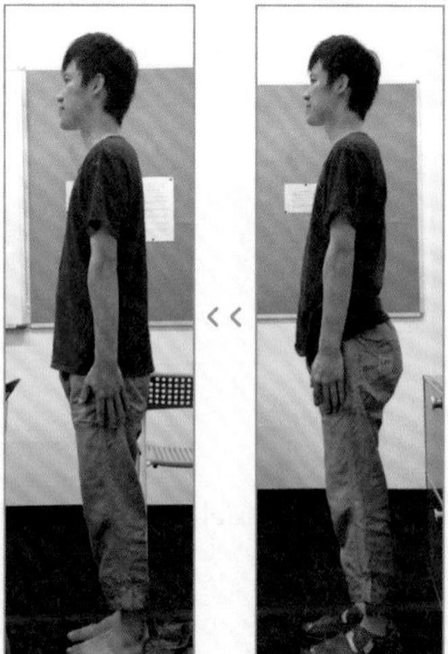

我是一位每天重度使用身體的拳擊界冠軍。本來我以為變強與姿勢無關，但在匠司協助調整身體狀態後，不僅表現有所提升，精神也更容易保持穩定。匠司式這個方法真的很神。（男性・30歲後半）

身為餐廳主廚，身體就是資本。由於骨盆前傾的狀況日漸惡化，我決定參加匠司先生的姿勢教室。結果效果立竿見影，只做了1次伸展，姿勢就能有如此變化，我感到非常驚訝。（男性・20歲後半）

＼ 瞭解目前的身體狀態 ／

歪斜程度的自我檢測

無論多麼小心的人，身體每天還是會發生歪斜，
因此我們首要之務就是要知道身體今天的歪斜程度。

骨盆歪斜　前後方向

觀看影片！

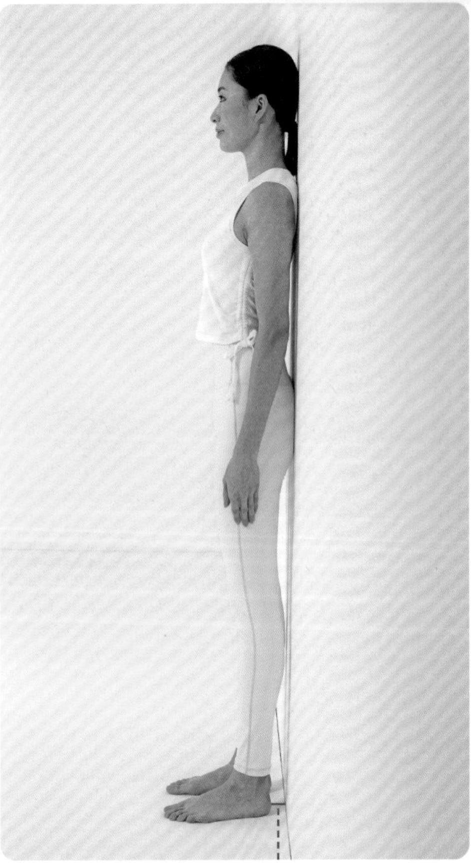

3公分

1 **靠牆站立，肩胛骨與臀部貼牆，腳跟離牆3公分。**

2 維持1的姿勢，將手掌放到牆與腰之間的縫隙確認。

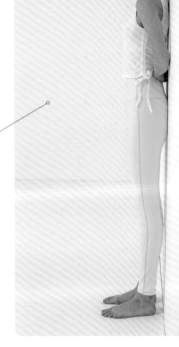

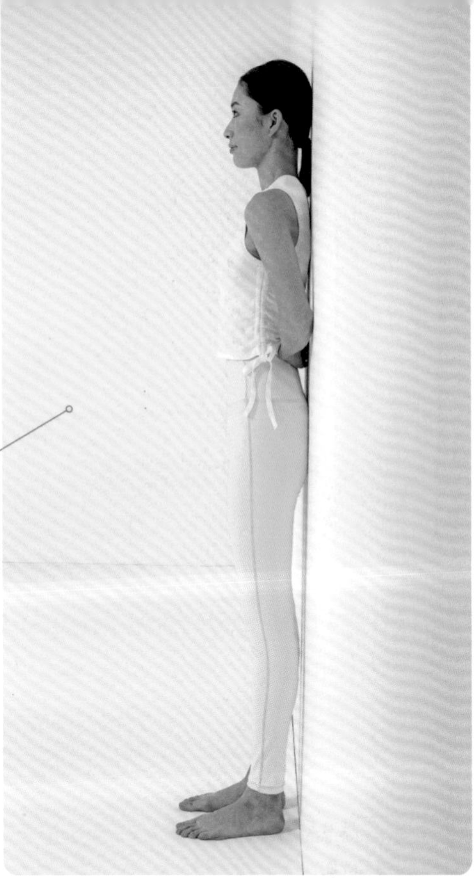

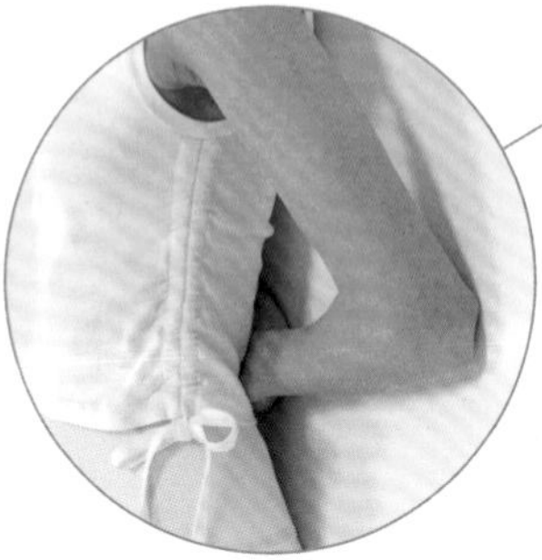

藉由腰部後方的空間大小，即可得知骨盆前後的歪斜程度。

- □ **1隻手掌寬**…… 藍燈
- □ **2隻手掌寬**…… 黃燈→有骨盆前傾的跡象
- □ **1個拳頭寬**…… 紅燈→骨盆前傾
- □ **手放不進去**…… 紅燈→骨盆後傾

有骨盆前傾跡象與已有骨盆前傾者請見**P 50**，骨盆後傾者則請見**P 82**！

骨盆歪斜　左右方向

觀看影片！

1 背部靠牆，
雙腳伸直，
使髖關節呈90度。

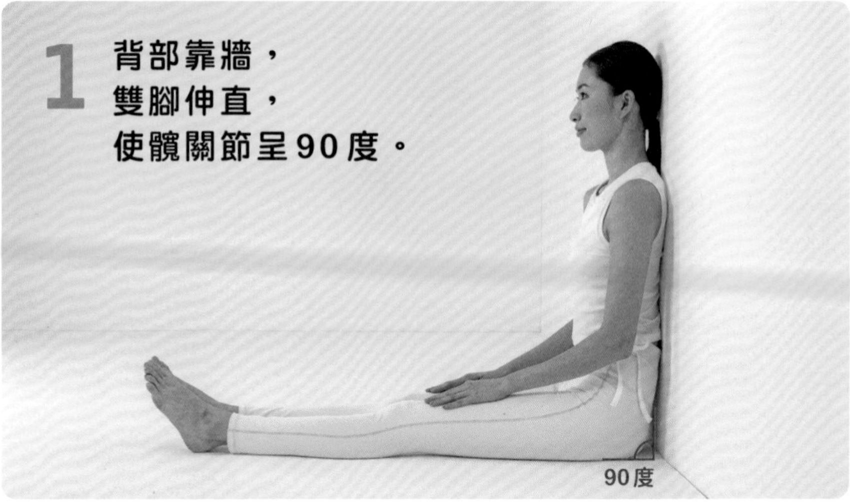

2 拇指放在大腿上方，
其餘4指則放在大腿外側。

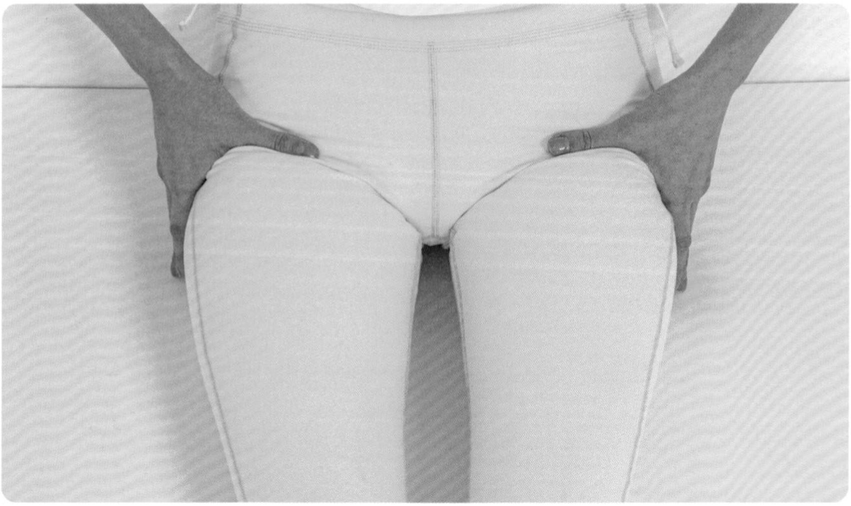

3 手指朝膝蓋方向滑動，並在碰到膝蓋骨時停下。

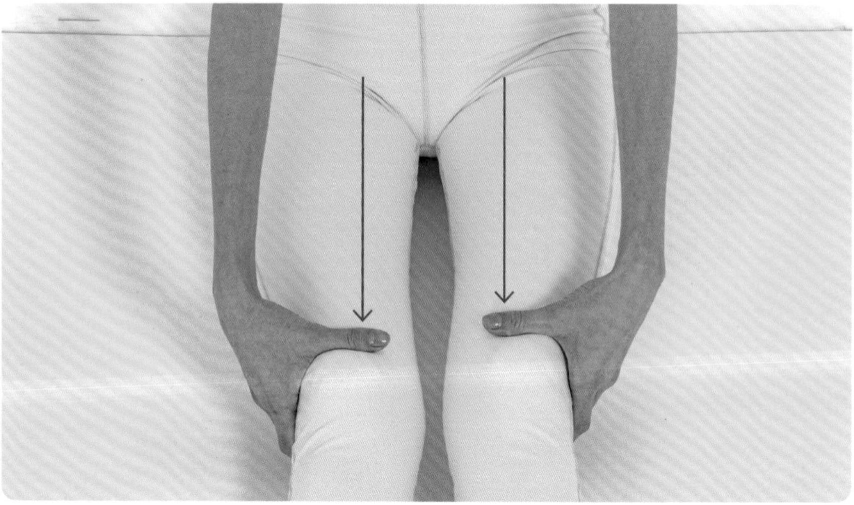

藉由拇指間的距離差距，即可得知骨盆左右歪斜的程度。

- □ 差距0~0.5公分 ………… 藍燈
- □ 差距0.5~1公分 ………… 黃燈→有歪斜跡象
- □ 差距1公分以上 ………… 紅燈→嚴重歪斜

黃燈、紅燈者請見P56！

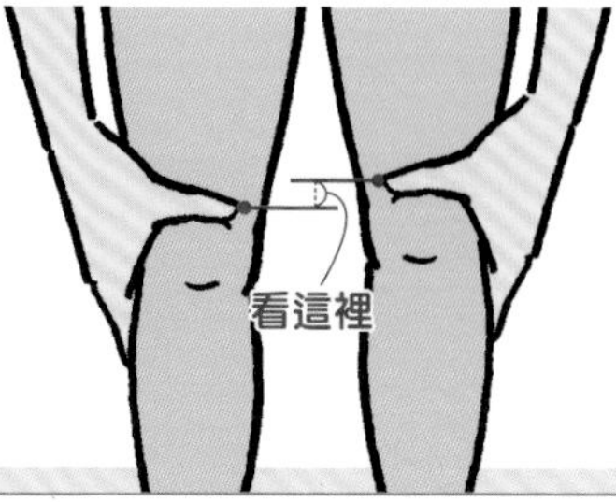

上半身歪斜

於背後十指相扣後，
在雙掌併攏的狀態下，
將手臂上舉。

NG 上抬時要注意
手肘不能彎曲

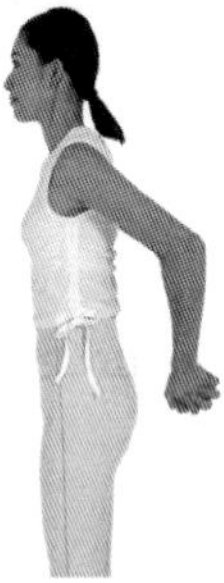

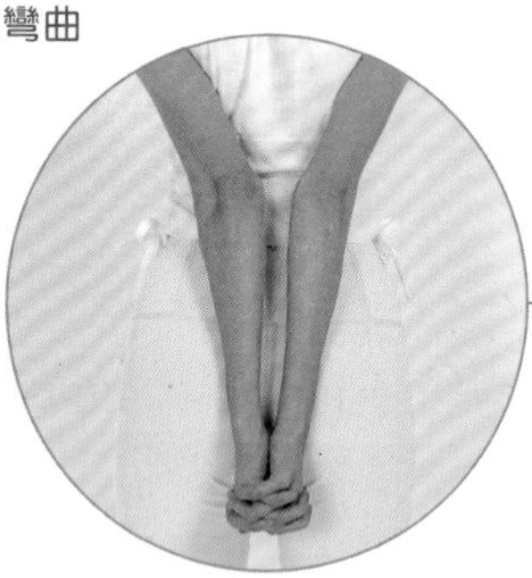

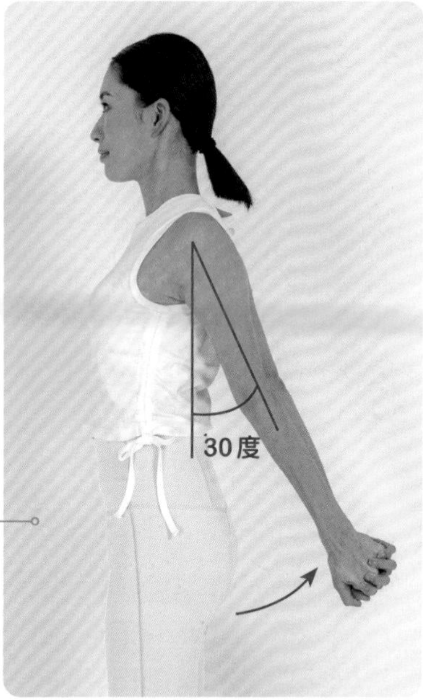

透過手臂位置即可得知上半身的歪斜程度

- □ **能舉 30 度以上**‥‥‥‥‥‥‥‥‥‥ 藍燈
- □ **完全舉不起來～角度小於 30 度**‥‥‥ 黃燈→有駝背跡象
- □ **手掌合不攏、 手肘伸不直**‥‥‥‥‥ 紅燈→嚴重駝背

黃燈、 紅燈者可能有駝背問題， 請見P60！

再用手機自拍確認

**在鏡子前側身站立，
拍攝上半身。**

POINT 不要看鏡子，臉朝正前方。

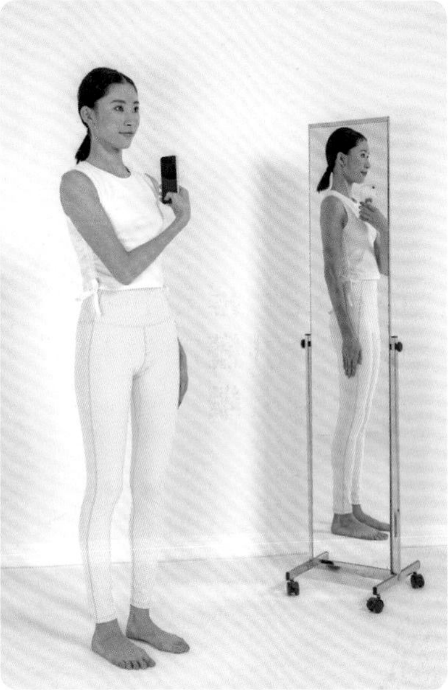

透過耳孔與肩膀中央兩點的連線，即可確認頭部的歪斜程度

- □ 線條筆直且無歪斜…………… 藍燈
- □ 傾斜未達 10 度……………… 黃燈→有烏龜脖的跡象
- □ 傾斜 10度以上……………… 紅燈→嚴重烏龜脖

黃燈、紅燈者可能有烏龜脖的問題，
請見P 72！

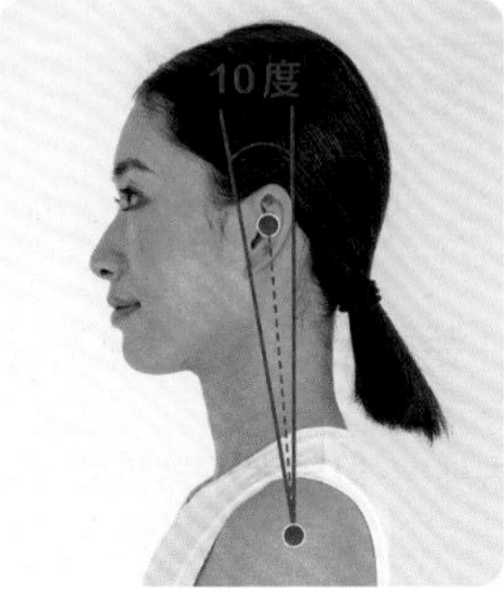

Contents

第1小時
矯正姿勢就能改變人生

第4小時

在生活中保持良好姿勢的祕訣

【 運動說明頁的閱讀方式 】

POINT …提升效果的祕訣等

YouTube影片連結

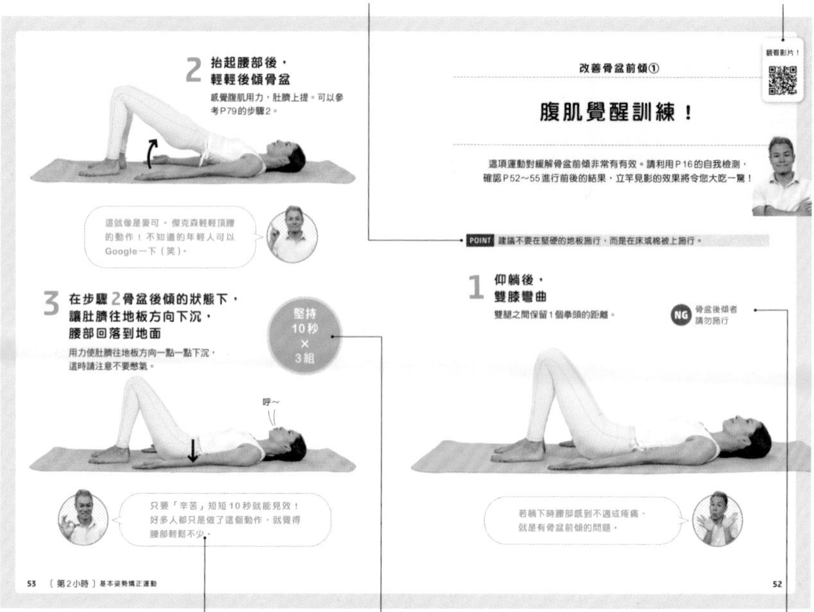

重點建議　運動的次數與時間　NG …錯誤姿勢等

【 注意事項 】

- 本書介紹的運動與伸展不是醫療行為，因此目的並非治療特定的症狀、疾病，而是教各位如何對待自己的身體。
- 實踐本書介紹的方法時，每個人的結果會有個人差異。
- 患有宿疾、受傷、定期就醫或有可能懷孕者，請先洽詢主治醫師後再進行。
- 在P16的自我檢測中有疑似「骨盆前傾」者，請勿從事P83～85針對「骨盆後傾」者的運動，否則可能將導致腰痛。
- 在P16的自我檢測中有疑似「骨盆後傾」者，請勿從事P52～55針對「骨盆前傾」以及P79～81「終止尿失禁」的運動，否則可能將導致腰痛。
- 作者在把YouTube上介紹的運動編入本書時有稍作變化，因此影片與本書在運動內容和進行次數上可能不一致。但無論哪種方法都沒有問題，各位可依喜好選擇。
- QR Code導向的作者YouTube影片有可能會終止播放，恕不另行通知。
- 影片如為外文，恕無法提供翻譯。如有造成不便，還請見諒。

第1小時

矯正姿勢就能改變人生

匠司式的觀點是，
知曉理論便能提升運動效果。
只要理解之後，
保證一定能挺直腰桿！

骨盆歪斜等同於全身歪斜，有子宮方面困擾的人一定要試試！

各位按照16～19頁的內容確認後，結果如何呢？其實**幾乎所有人都有骨盆歪斜**的情形，所以不用過於擔心。

骨盆歪斜又能大致分成「前後方向的歪斜」與「左右方向的歪斜」這2種。我的實際感受是無論男女，沒有骨盆歪斜的佔5％，**向前歪斜（骨盆前傾）的人佔90％**，後傾的人則佔了5％。除此之外，「混合左右方向歪斜」的案例也很常見。尤其女性生理構造上為準備懷孕、分娩，骨盆周圍的肌肉與韌帶延展性較佳，也因此較容易有骨盆歪斜的情形。

不過如果您覺得反正大部分的人都有骨盆歪斜的問題，就放任不管的話，結果只有百害而無一利。因為骨盆歪斜等同於全身性歪斜，將引發**各種各樣的身體不**

適與體態崩壞。

例如：腰痛、髖關節痛、膝蓋痛、後背痛、肩頸僵硬、手臂發麻、頭痛、耳鳴、發冷、水腫、小腹突出、內八、外八……您或許會驚訝道：「骨盆歪斜怎麼能影響到這麼多地方？」因為人體就像成串的念珠，歪斜的問題會擴及全身，而這也是為什麼發覺並矯正歪斜如此重要。

此外，**矯正骨盆歪斜也非常有助於改善不孕和順利分娩。**矯正骨盆中骶骨與韌帶間的歪扭，就能改善血液循環，讓子宮回到原來該在的位置，進而正常地發揮其功能。事實上，有好幾位30、40歲的女性來我的診所改善骨盆歪斜後，都如願以償地懷孕了。其中有位澳洲籍的Ｆ小姐，她從20歲中後開始接受不孕症治療，40歲時決定放棄，然而她**來到診所就診約2年，居然在43歲時自然受孕**，奇蹟般的結果讓她喜出望外。另外，更有數不勝數的女性在我的治療與運動指導下，擺脫了生理痛、ＰＭＳ（經前症候群），就此揮別止痛藥。

由此可知，骨盆真的非常重要！

常見不良姿勢骨盆前傾＆駝背易同時出現，養成睡前校正姿勢的習慣很重要

前面我提到骨盆前傾的人佔90％，而骨盆前傾又與駝背並列為2大不良姿勢。骨盆前傾是指**腰部曲線比一般自然的S型更彎曲的狀態**。

各位可能會想：「S曲線不是好看的姿勢嗎？」但過猶不及。當骨盆前傾，上半身自然會往前倒，這時為了避免失去平衡，腰部就會過度凹折。

造成骨盆前傾的原因有很多，例如：**缺乏運動導致腹肌無力**，使骨盆無法維持在正確位置上；**穿高跟鞋**導致身體前傾，人體為了保持平衡而使上半身後彎；**太在意「不要駝背」，反而讓胸、腰過度彎曲**……而骨盆前傾的結果，便是引發慢性腰痛、發冷、水腫、小腹突出、大腿緊繃等各種煩惱。

另一方面，駝背是指**背部向後隆起**、脊柱上段的S曲線過度彎曲的狀況。原

因可能是長時間操作電腦、一直彎腰低頭看手機，或是冷氣、壓力導致肌肉緊繃等。駝背又會造成圓肩、肩頸僵硬、頭痛、腰痛、椎間盤突出等問題。

令人頭痛的是，這兩者很容易同時出現。原因是當其中一方位置不正，身體就會為了重新取得平衡，**引發另一邊也出現姿勢不良**的狀況。所以一天結束後，透過運動與伸展來校正姿勢非常重要。相信不少人回到家就會泡澡舒緩身心，但**光泡澡是不夠的**。泡澡能消除疲勞，卻不能解決身體歪斜的問題。

姿勢復位校正就好比睡前刷牙使口腔煥然一新般，希望各位能更加重視！

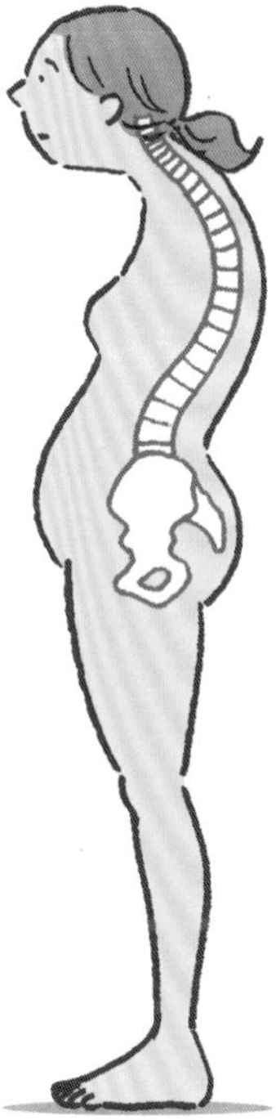

骨盆前傾與駝背
連動時的姿勢。

為什麼按摩只能起到暫時的效果？

僵硬與疼痛是身體「錯位」發出的求救訊號

腰痛就去找人按摩腰，肩膀僵硬就請人揉肩，腿部水腫就穿號稱能「消水腫」的襪子……採取這些措施後，也許的確會感覺有效果，但奇怪的是**這些狀況不久之後又會故態復萌**。您是否有發現自己一直在反覆採取相同措施呢？原因就在於這些頭痛醫頭、腳痛醫腳的方法，其實無法從根本上解決問題。

僵硬與疼痛是全身肌肉、骨骼與內臟發出的訊號，代表「身體已偏離理想姿勢」。換言之，這是身體正在向您求救，表示：「**希望能回到左右對稱的正常姿勢！**」所以如果您有所察覺，反而是很幸運的事！

腰痛是最明顯的症狀。絕大部分的腰痛都源於「長時間維持同一姿勢」或「採取不自然的姿勢」所導致的骨盆歪斜。如左頁照片所示，**我也曾長年有腰痛的困**

擾，過去的姿勢非常糟糕。因此如果您有嚴重腰痛，只要矯正骨盆歪斜與不良姿勢，就能獲得緩解；而若您有肩膀僵硬的問題，就可以矯正駝背和圓肩。此外，要是您想擺脫下半身肥胖的問題，則可以先審視一下自己是否有骨盆歪斜或膝蓋不正，從矯正成正確姿勢做起。

如前所述，人體是一體相連的結構，因此肩膀痛等可能是由骨盆歪斜引起！在進行本書的運動時，某些乍看與骨盆、背部無關的**身體不適也意外地能獲得緩解**。

倘若您需要長時間維持同一姿勢，建議固定1小時起來做1次姿勢復位，**晚上再做正式的復位校正**。我一再重申，是因為這真的很重要。**只要有這些觀念，您的身體一輩子都不會有歪斜問題，還能遠離各種不適與疾病！**

Before

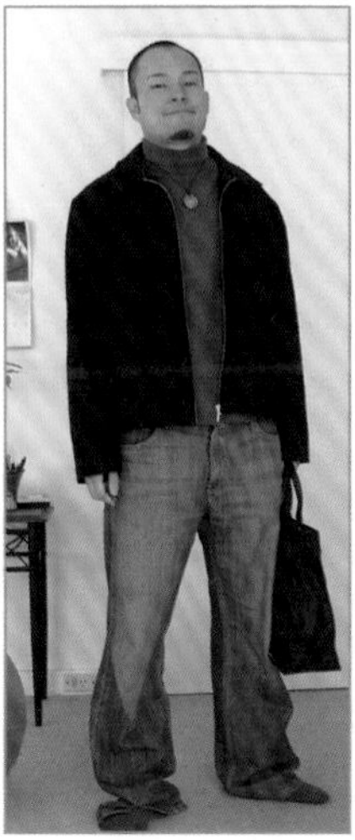

After

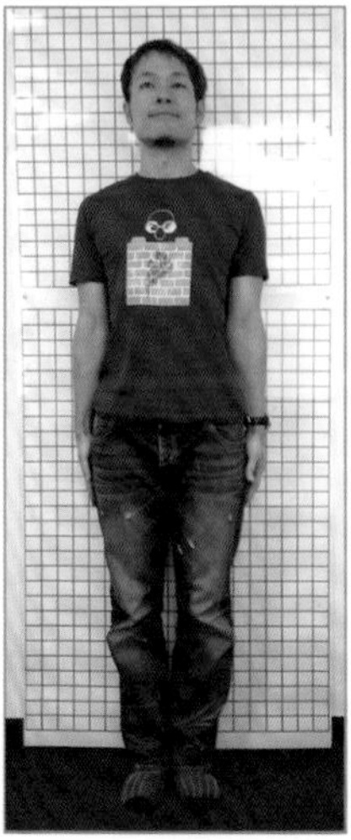

駝背最大的壞處是「慢性缺氧」，88歲的老爺爺也能矯正駝背！

最近，我好像愈來愈常看到有駝背傾向的人。不過這也不奇怪，因為現在大家都習慣聚精會神地彎腰低頭看手機……

駝背會使脊柱過度前彎、肋骨壓迫肺部，嚴重時甚至會出現上半身縮短、身高變矮的狀況。然而，駝背不只是外觀上的問題，最大的壞處是**會使肺部受到壓迫，導致呼吸變淺**。當人體無法吸入足夠的空氣，氧氣與二氧化碳交換的效率就會下降，進而引發「慢性缺氧」。

於是乎，人將會出現血液循環變差、代謝變慢、容易疲勞等問題，以及內臟方面的不適。此外，由於腦袋無法獲得充足的氧氣供應，**大腦運作將變得遲緩，讀書、工作的效率也隨之下滑**，由駝背造成的影響出乎意料地可怕。

關於駝背，我有個難忘的小故事。事情發生在我替一位88歲的澳洲籍男性T先生進行治療的時候。治療前我清楚記得當我們面對面時，我的視線是朝下看著他的；但治療結束後，我卻變成要仰望他了！各位知道為什麼嗎？因為透過治療，我喚醒了他應該用力的肌肉——腹肌，同時放鬆了過度用力而收縮的肌肉，於是T先生嚴重的駝背得以緩解，而且還長高（回到原本身高）了！

可見**無論幾歲都不嫌晚。不管從何時開始，都能把姿勢矯正回來。**這麼想的話，不覺得充滿幹勁嗎？來吧！讓我們一起矯正駝背，大口深呼吸！

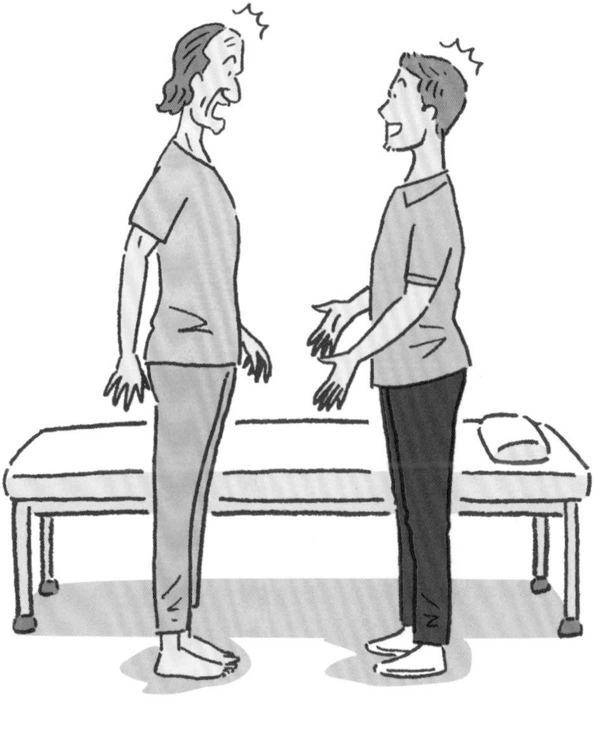

我的老婆從61公斤減到高中時的51公斤！只要矯正姿勢，身體就會自己快速瘦下來

也許您可能不信，**但只要矯正姿勢，身體真的會自己瘦下來**。原因是當肌肉、內臟回到正確位置後，就能徹底發揮功能。接下來我會更詳細地說明。

當腸胃等消化器官充分運作時，消化與吸收就能順利進行；而如果腎臟正常運作，便能將體內的毒素與老廢物質徹底排出；若肌肉、內臟和大腦都健康地發揮功能，**基礎代謝自然也會隨之提升！**而基礎代謝又與燃脂息息相關，於是身體當然就會瘦下來了。

以下是我老婆由美（45歲）的親身經驗。由美在澳洲擔任護理師，身高160公分，體重曾達到61公斤。我們剛開始交往時，她因工作關係而有腰痛與肩膀僵硬的煩惱，而且還曾被診斷「椎間盤受壓迫且**椎間盤突出多達3處**」。她工作時經

常要抱起高大的澳洲人，這類工傷自然在所難免。她當時只能每天穿著護腰，忍著疼痛繼續上班。

之後，她開始持續接受我的治療，同時養成以運動和伸展來校正姿勢的習慣，結果10年間她的體重不斷減輕。現在，即使她已是一個孩子的媽，**體重仍保持在高中時的51公斤**，腹部也沒有鬆弛，始終維持在理想體態。

光靠改善姿勢，我老婆就徹底消除肩膀僵硬與腰痛，還回到高中時的輕盈體重。明明**沒有控制飲食、努力運動，還是能變瘦**，各位不覺得這樣的瘦法「真不公平」嗎？（笑）

Before

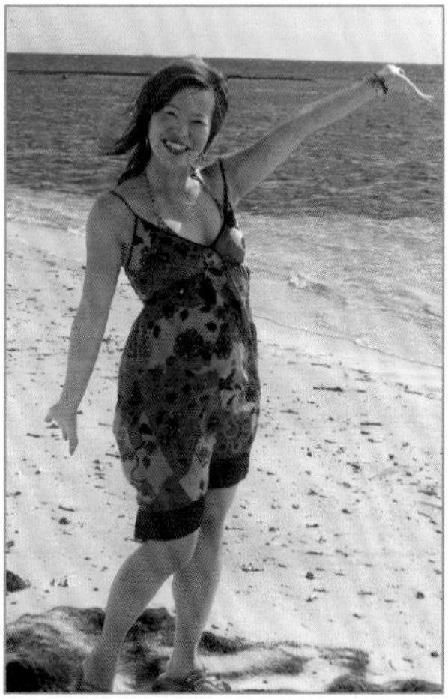

她過去曾喜歡能修飾身體線條的泳衣。

After

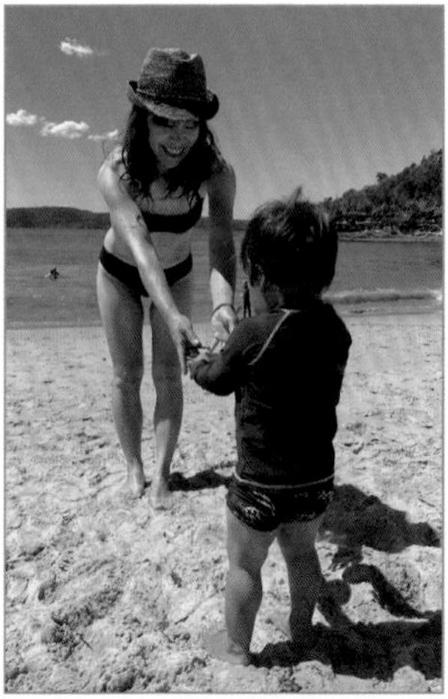

如今生產後，她依舊保有適合穿比基尼的好身材。

矯正駝背與骨盆前傾後受到求婚!?
整體的健康是您的幸運之鑰

這裡我想跟各位分享一位K子小姐的美好故事。她擁有優美體態後，開拓了嶄新的人生。

當時30歲出頭的K子小姐患有肩膀僵硬、腰痛和嚴重的坐骨神經痛（從臀部沿著腿的後側出現疼痛、發麻與麻痺等症狀），因而來到我的治療院所求診。在這之前，她已經去了多家醫院，但都沒能治好。她**每天忍著疼痛，穿著跟鞋從事女服務生的工作**，駝背外加骨盆前傾的姿勢看起來十分辛苦。

不過，她在我這裡接受一次治療後，便大幅減輕了疼痛。隨後經過3次治療，症狀就已完全消失。第4次以後，她改成每月來診所幾趟以接受姿勢矯正。

結果，從治療開始後的第5個月時，她的**交往對象終於向她提出求婚！**

聽說兩人有很長一段時間處於「曖昧不明的關係」中，雖然她已和該名男性同居，但由於對方與前妻之間有個孩子，因此很難提出想入籍的事。

這裡或許有人會覺得：「求婚跟姿勢無關吧？我才不信只是姿勢變好，就能促成婚姻。」但我認為**疼痛消失、姿勢改善，還有整體都變得健康，確實能讓人生往好的方向發展。**

坐骨神經的痛苦肯定會對生活各方面造成影響，例如：在廚房站著做料理很辛苦、因為疼痛而不想打掃、持續的神經痛讓人很難說話溫柔或笑臉迎人……

然而**一旦疼痛消失，整個人健康起來後，這些問題就能一口氣迎刃而解了**。我想應該是K子小姐展現出本來開朗又溫柔的性格，才讓對方重新愛上了她。所以我相信K子小姐在這個時間點受到求婚絕非偶然。

各位何不也來一起改善姿勢，扭轉人生呢？

不明原因的頭痛可能就是因為與現代人密不可分的烏龜脖

如果常常集中精神低頭滑手機，使頸部保持前伸的姿勢，就會造成烏龜脖，又稱「直頸症」或「手機脖」。

當您總是以駝背姿勢看手機，頸部後側的肌肉將持續拉伸，前側肌肉則持續收縮。如此一來，**頸椎將失去應有的曲線且變得筆直**。烏龜脖不僅會對容貌外觀造成不良影響，像是頸部出現皺紋、臉部周圍鬆弛等，還會引發肩頸僵硬、圓肩、頭痛、眼睛疲勞、腰痛與椎間盤突出等各種問題。

而且更可怕的是，**人們通常很難察覺這些是烏龜脖所導致的身體不適**。「原因不明的頭痛揮之不去，只能一直仰賴止痛藥！」要是變成這樣的話，不只日常生活會受影響，還增加了一筆多餘的開銷。

然而，錯的並不是手機，而是**長時間維持相同姿勢**這件事。換成電腦也一樣，連續好幾個小時沒有休息，一直埋頭苦幹可不行。因為「雙臂前伸、向前傾斜的駝背姿勢」將被您的肌肉記住，導致工作結束後，身體仍會維持著**肩胛骨分開的不良姿勢**。這時要是沒有校正就直接睡覺，不良姿勢的記憶就會深深地刻入身體中。

不過話說回來，對現代人而言要減少滑手機的時間並不現實，所以我建議在一天當中進行多次校正姿勢，並在一天結束時進行復位校正即可。

「我的脖子剛才一直前傾，現在應該來往後倒一下，這樣才能正負相抵。」假若您能開始意識到這件事，那就太棒了！

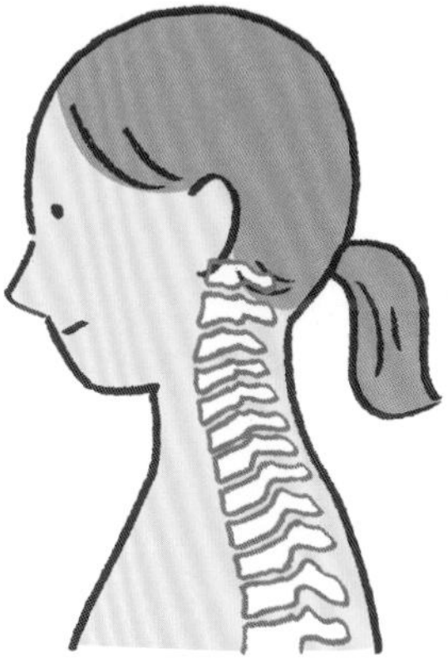

正常頸部

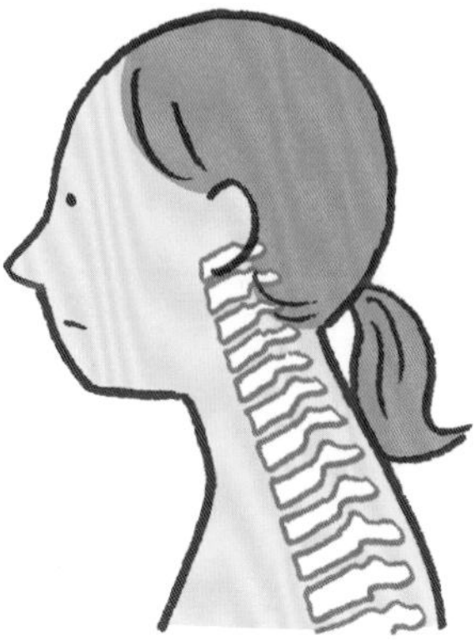

烏龜脖

別再做這些動作
的NG伸展

觀看影片！

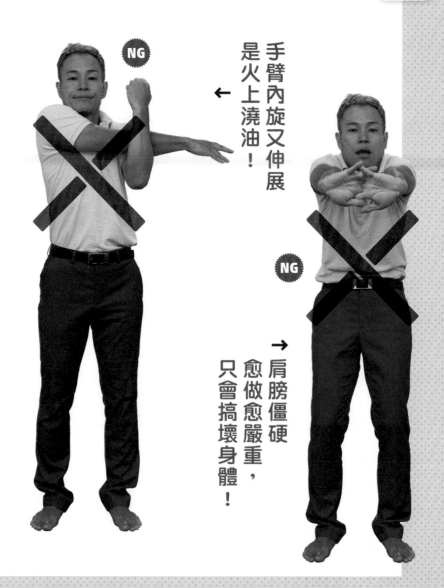

手臂內旋又伸展
是火上澆油！←

→肩膀僵硬
愈做愈嚴重，
只會搞壞身體！

不要做

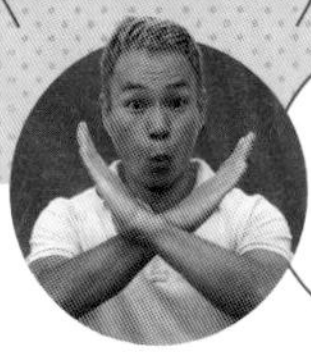

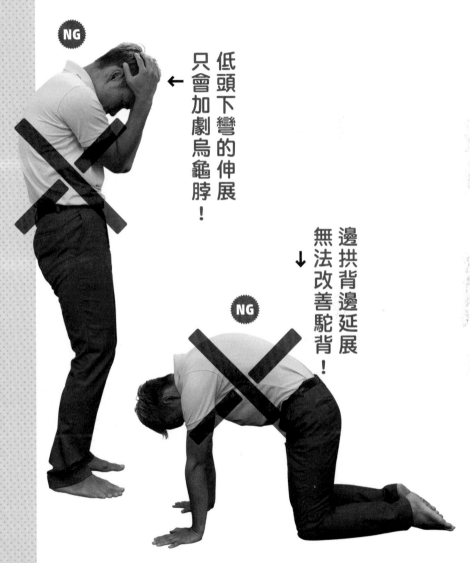

今後一輩子都絕對
促使姿勢歪斜

NG

低頭下彎的伸展只會加劇烏龜脖！

NG

邊拱背邊延展無法改善駝背！

姿勢教室 Q & A

Q1 運動是早上還是晚上做比較有效果？

A 運動最好在一天中多次進行。不過硬要選早、晚的話，當然要選「晚上」！因為矯正好歪斜後再睡覺，身體才能最大限度地恢復體力。

Q2 在床上伸展時睏意襲來……能保持伸展姿勢直接入睡嗎？

A 我不太建議這麼做。伸展中的姿勢在短時間內或許會覺得很舒服，但這時身體的某處應該正處於拉伸或扭轉的狀態，如果直接就寢，歪扭的姿勢就會被固定下來。P106有介紹正確的睡姿，歡迎參考。

Q3 伸展時間愈長愈有效嗎？

A 拉伸肌肉的時間不宜過長。根據最新的運動生理學實驗結果，數據顯示「30秒內的伸展能最有效地拉伸並放鬆肌肉」。

Q4 辛苦地一口氣做完跟輕鬆地分數次進行，哪個比較有效？

A 您問到重點了！ 伸展時，比起「強度」，更應該注重「次數」，因此採取輕鬆但可以在一天中進行數次的方式會更有效果。而且我建議進行桌前作業1小時，就起來伸展5分鐘，就算只是將雙手上舉也OK。

Q5

飯後可以馬上運動嗎？

A 飯後身體正忙於消化與吸收的大工程，應該在飯後30分鐘後再開始運動。不過若只是舒展身體的伸展，餐後馬上做也無妨。

Q6

受傷也可以運動嗎？

A 如果您有心想活動身體，我非常推薦做一些活動患部附近淺層部位的運動。我曾遇過不少運動後更快康復的例子，例如：持續做矯正骨盆前傾的運動，結果扭傷比以往好得更快；做矯正駝背的運動，結果緩解了膝蓋痛等等。

1 分鐘

Q7

我的身體太僵硬，伸展時會感到疼痛，要忍痛做示範姿勢嗎？

A 勉強忍耐會產生反效果，做到有點痛的程度即可。另外，千萬不要利用反作用力一口氣扭轉身體或做出極大動作。假設「不痛」是0分，「很痛」是10分，請在「6~7」分的程度下進行。

Q8

每天做就能做得跟示範一樣了嗎？

A 人體每天都在變化。任何運動只要一點點地增加強度，最終都能順利進行。不過身體的柔軟度與改變速度會有個人差異，因此如果身體的延展程度有比昨天更多一些就很棒囉！

感冒就到海邊散步！？

覺得「好像有點感冒」時，各位會怎麼做呢？是去醫院，還是先吃顆市售感冒藥？

以前我的一位澳洲朋友告訴我「感冒要去海邊」時，我嚇了一跳。當時正值冬天，當然不能去游泳，但他還是建議我可以到沙灘上散步——也就是去「接地氣」（光著腳直接與大地接觸）。因為澳洲人認為，接觸大自然有助於提升自癒力。

不過，其他國家也有醫生會進行這樣的「海洋療法」。海水的鹽分濃度高達3.5%，當人進入海中時，不僅能緩解肌肉緊繃、促進體液循環，還有消水腫的效果。而且就算不下海，海風中除了鹽分之外，還具有豐富的鈣和鎂等礦物質，含有這些成分的濕潤空氣能對鼻子等呼吸器官溫和地發揮作用。也就是說，小感冒時到海邊散步是有其道理的。如果大家也想在自己國家試試，記得盡量選擇乾淨又自然的大海。

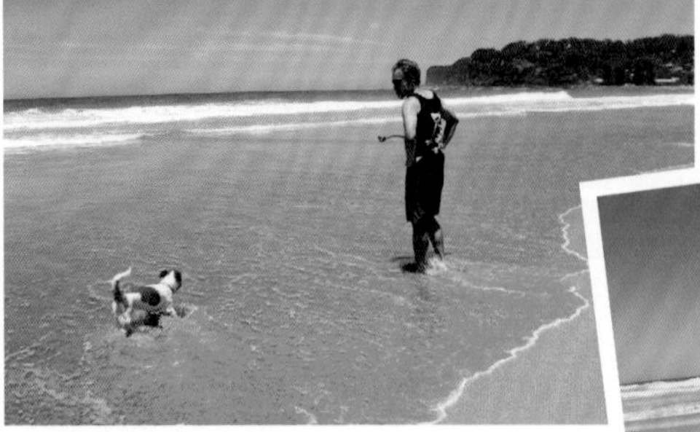

愛犬也很喜歡到我家附近的海邊散步。

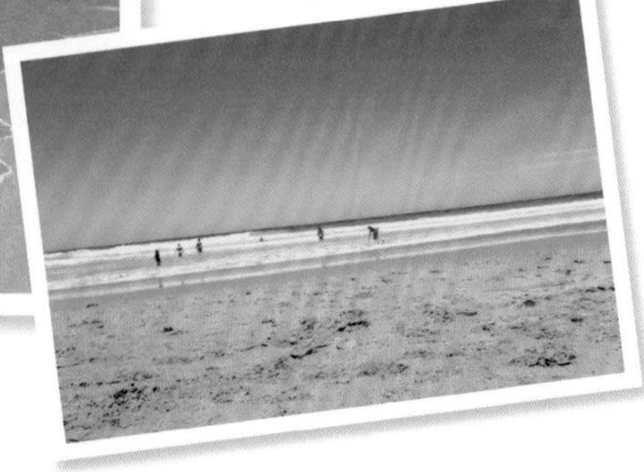

第2小時

基本
姿勢矯正運動

全部做完也只要2分9秒！
這些簡單＆效果超群的運動
能幫助您擊退骨盆前傾與駝背。

先來解決
最根本的歪斜！

匠司式姿勢矯正方法中，只有2個要注意的重點，分別是上半身的「肩胛骨」與下半身的「骨盆」！

其中又以骨盆所在的「腰部」最為重要。相信從腰這個字是由「重要」的「要」，和代表「身體與臟器」的「肉」部組成來看，就能感受到其重要性了。腰部不僅支撐著上半身的重量，也是四肢的基礎，無論坐著、站著還是走動，任何動作都與腰有著深刻的關係。

因此**我們首先要矯正骨盆歪斜，再來處理上半身的肩胛骨。**當肩胛骨的活動獲得改善且改善駝背後，各位就能揮別圓肩、肩頸僵硬還有呼吸過淺等問題。人必須靠深呼吸輸送新鮮氧氣，才能活化全身肌肉。

記住**「骨盆」與「肩胛骨」這2大重點後**，我們就開始矯正姿勢吧！

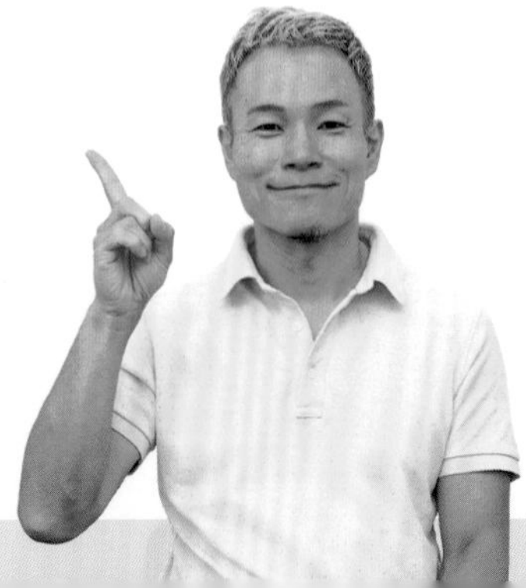

基本運動的4個重點

1 瞭解「為什麼」後再開始做

匠司式的關鍵在於，大家要先大致瞭解為什麼要做這個運動，以及對身體會有什麼影響。認知到「為什麼」後，運動效果會更好。

2 檢視前後差異

請利用16頁的自我檢測來檢視運動前後的差異。實際感受到身體變化後，您應該會更願意繼續做下去。

3 不要憋氣

活動身體時，全身要盡可能放鬆，同時保持平穩呼吸。動作正確卻用力憋氣的話，效果將會減半，這樣就太可惜了～！

4 請按P16自我檢測結果施行相應的運動

「骨盆後傾」的人請不要做針對「骨盆前傾」的運動！否則腰痛可能會惡化。

第2小時　目錄

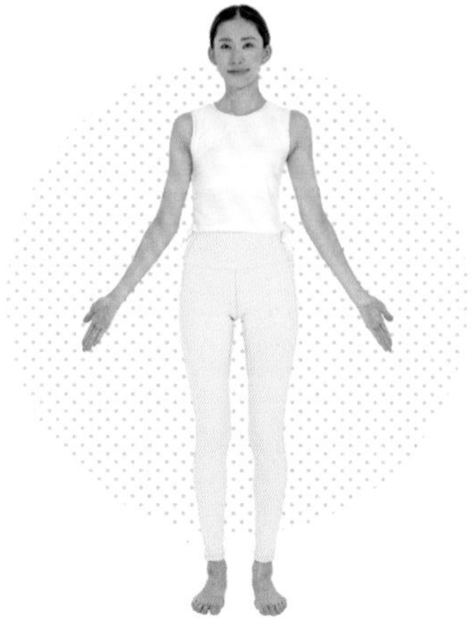

觀看影片！

改善骨盆前傾

【歪斜的原因】

如前所述，女性的骨盆結構較容易歪斜，且大多都是「骨盆前傾」，而造成這個姿勢的最大原因正是**腹肌無力**。以下我們以骨盆為界（A處），將身體正面分成上下兩段來思考。

骨盆上段是B組（腹肌），下段則是C組（大腿前側的肌肉「股四頭肌」）。如果很少意識到腹肌要出

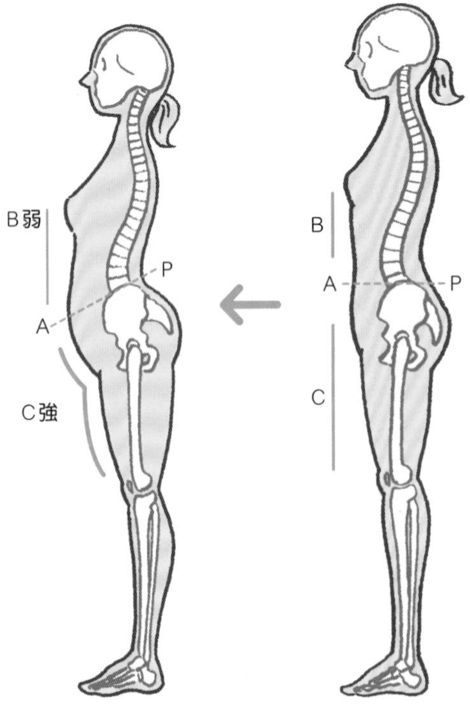

骨盆前傾　　正確姿勢

力，B組就會漸漸變得無力；相反地，C組的股四頭肌則會因平時容易過度使用，而變得又硬又短。

這時請試想一下，若B組與C組比賽拔河，當貧弱的B組對上強大的C組時，A點自然就會被往下拉（請看A與臀部那側的P點相連後的虛線就能明白），於是就出現了骨盆前傾、凹腰的狀況。換言之，**骨盆前傾的原因，就是肌肉失衡**。

【矯正方法】

雖然骨盆很容易歪斜，但這也代表自行校正其實不難。我們只需把過度拉伸的肌肉縮短，過度收縮的肌肉拉長即可。如此一來，A點便能回到正常位置，從而回歸正確姿勢。因此接下來我要介紹**「腹肌訓練」**與**「股四頭肌伸展」**。透過鍛鍊無力的B組、伸展平時過度用力的C組以增加柔軟度，讓偏向C組的A點回到原位吧！

觀看影片！

改善骨盆前傾①

腹肌覺醒訓練！

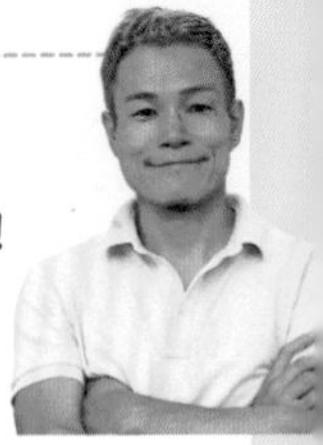

這項運動對緩解骨盆前傾非常有有效。請利用P16的自我檢測，確認P52～55進行前後的結果，立竿見影的效果將令您大吃一驚！

POINT 建議不要在堅硬的地板施行，而是在床或棉被上施行。

1 仰躺後，雙膝彎曲

雙腿之間保留1個拳頭的距離。

NG 骨盆後傾者請勿施行

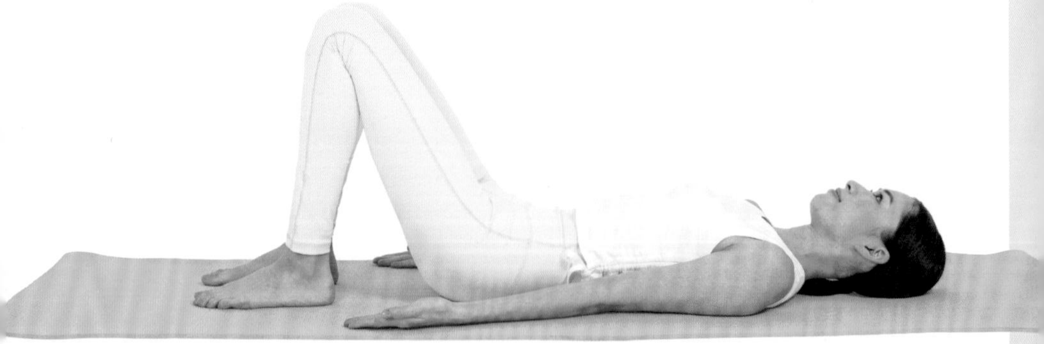

若躺下時腰部感到不適或疼痛，就是有骨盆前傾的問題。

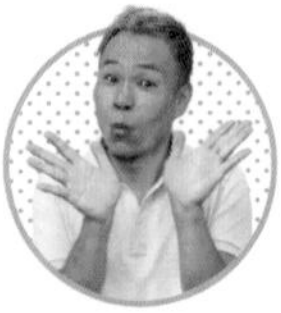

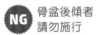

2 抬起腰部後，輕輕後傾骨盆

感覺腹肌用力，肚臍上提。可以參考P79的步驟2。

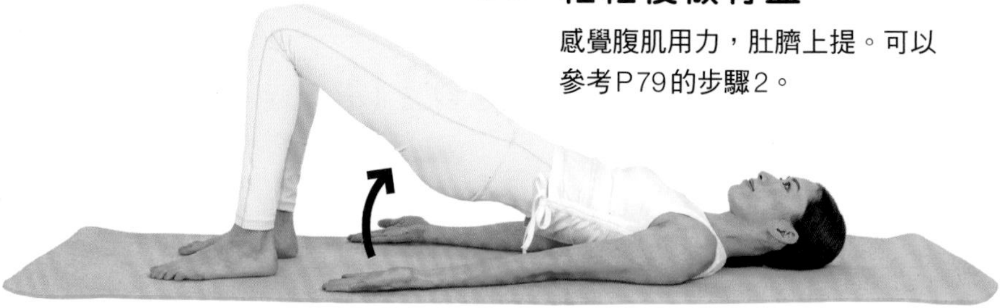

這就像是麥可・傑克森輕輕頂腰的動作！不知道的年輕人可以Google一下（笑）。

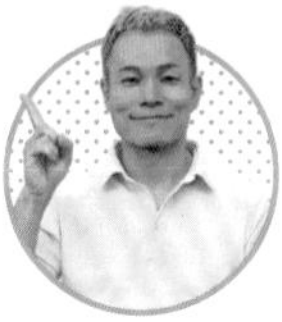

3 在步驟2骨盆後傾的狀態下，讓肚臍往地板方向下沉，腰部回落到地面

用力使肚臍往地板方向一點一點下沉，這時請注意不要憋氣。

堅持10秒×3組

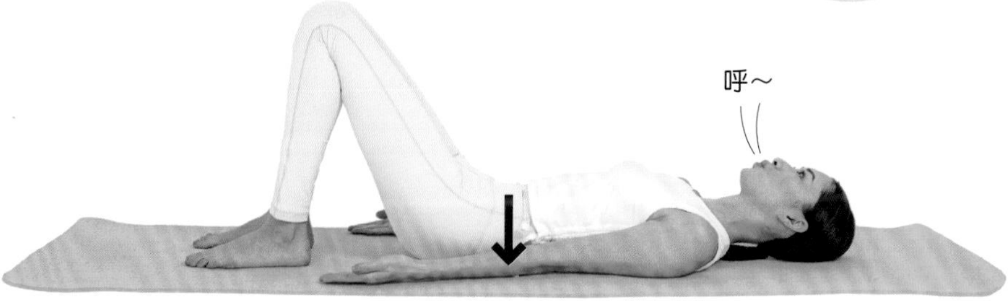

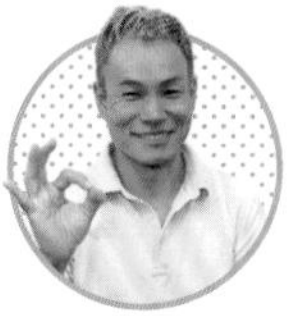

只要「辛苦」短短10秒就能見效！好多人都只是做了這個動作，就覺得腰部輕鬆不少。

觀看影片！

改善骨盆前傾②

改善腰痛的伸展

舒～服地伸展大腿。
每天晚上養成習慣，放鬆過度使用的股四頭肌。

POINT 建議不要在堅硬的地板，而是在床或棉被上施行。

1 坐下後單腳伸直，另一腳屈膝

彎著那隻腳的腳踝要伸直，並緊貼於大腿旁邊。伸直那隻腳的腳踝不要豎起，而是自然延伸。雙手撐於地面上。

腳踝僵硬也是造成腰痛的原因！各位可以慢慢挑戰，嘗試把彎曲那隻腳的腳踝伸直。

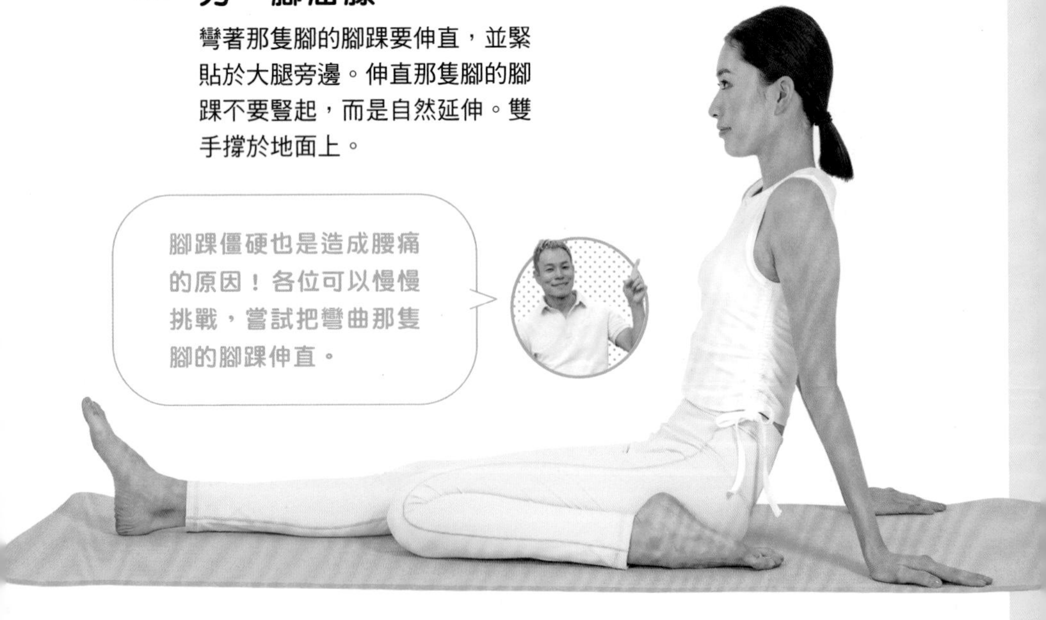

NG 骨盆後傾者請勿施行

2 上半身慢慢往後倒

以P53骨盆後傾的感覺讓腹部下凹。做得到的人可以讓手肘著地。30秒後直起上半身，晃動雙腿稍作伸展。另一邊也以相同方式進行。

堅持30秒

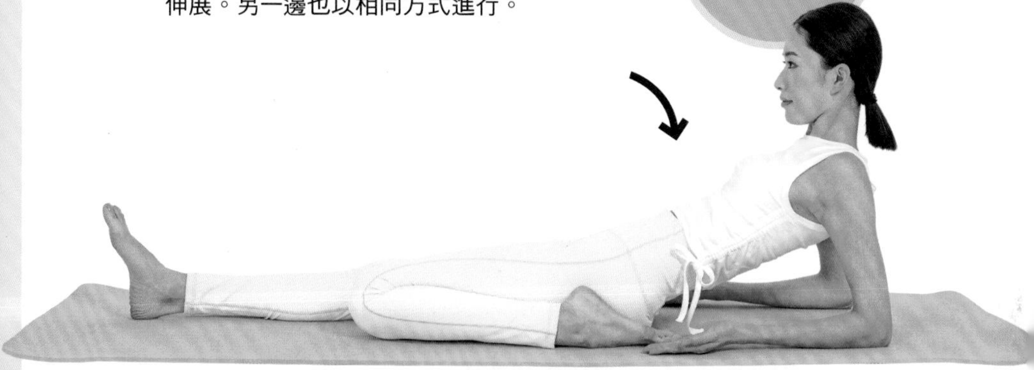

嘴巴輕輕吐出綿長的氣息。

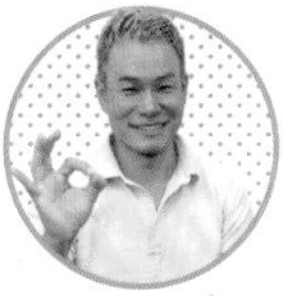

OK 覺得頸部撐得很累，可以把頭仰面朝上！

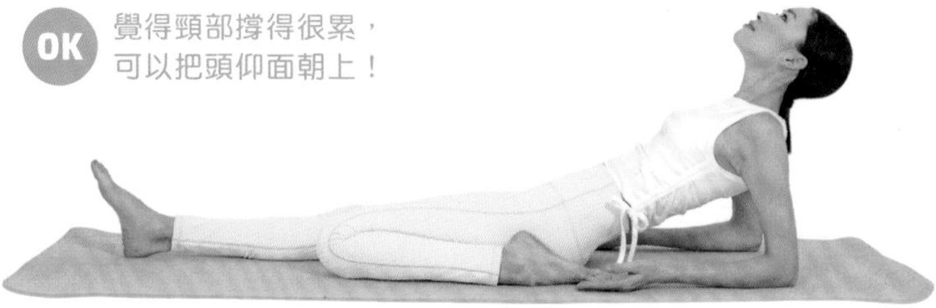

NG 不可以整個躺平。如果發現彎曲那隻腳的膝蓋上浮，就代表身體往後倒太多了。

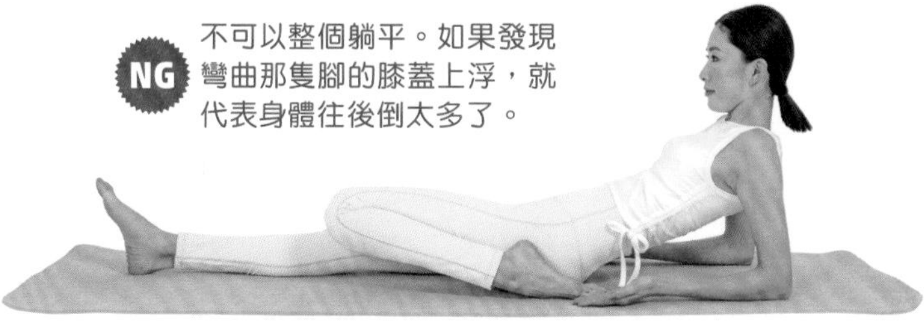

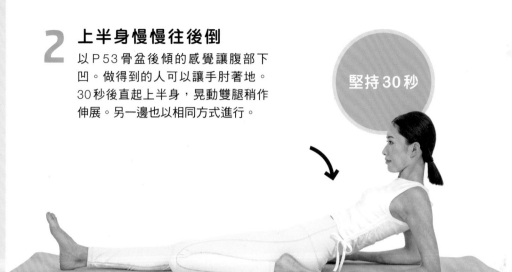

改善骨盆左右歪斜

【歪斜的原因】

骨盆不只會前後歪斜，也很容易左右歪斜。

或許有人會納悶道：「明明我也沒有做什麼激烈動作，為什麼骨盆會歪掉呢？」這是因為人的肌肉都是彼此相連的，就像一件緊身衣以各種角度貼合著全身。

所以當生活中的壞習慣讓某處產生歪斜時，就會影響到骨盆，而**骨**

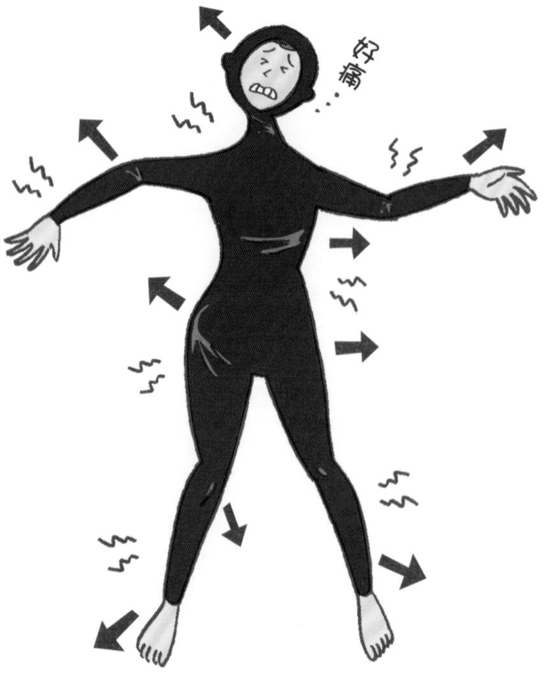

盆的歪斜又會造成身體其他地方的歪斜。

【矯正方法】

接下來我要介紹的是矯正骨盆左右歪斜的運動。

但我其實不知能否稱之為運動……因為這個運動**超簡單，過程還不到10秒！**各位可以馬上做做看。

根據自我檢測（18頁）的結果，大家應該會發現自己的腳有一邊長、一邊短，而這項運動的基本概念，就是透過拉伸「短的那隻腳」來移動骨盆，進而消除骨盆的左右歪斜。

希望大家可以從今天起養成做這個輕鬆運動的習慣，別忘了要「校正歪斜後再去睡」。

觀看影片！

3・3・3運動

這個運動要將上提側的骨盆往下拉。
包含下拉3公分、堅持3秒、做3組，因此稱之為3・3・3運動。

POINT 根據自我檢測（P18）的結果，我們「只要」針對較短的那隻腳（拇指線較靠近自己的那一方）進行這項運動。

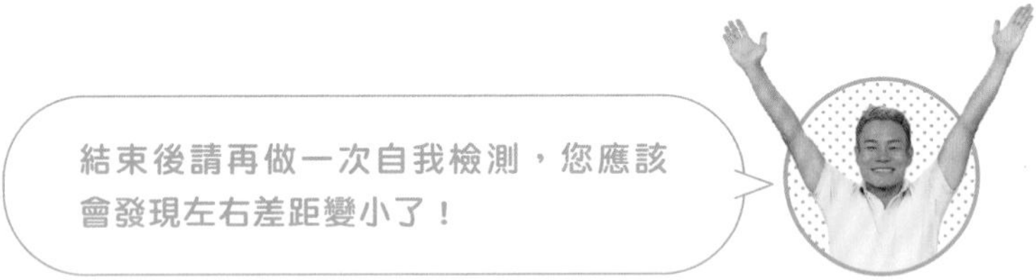
結束後請再做一次自我檢測，您應該會發現左右差距變小了！

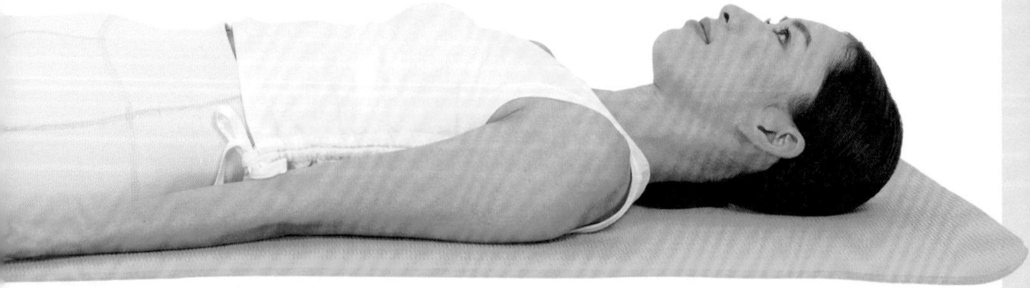

仰躺後，將較短那隻腳的腳跟下拉3公分

請想著「拉伸3公分」，同時舒服地伸展較短那隻腳的腳跟。

3秒
×
3組

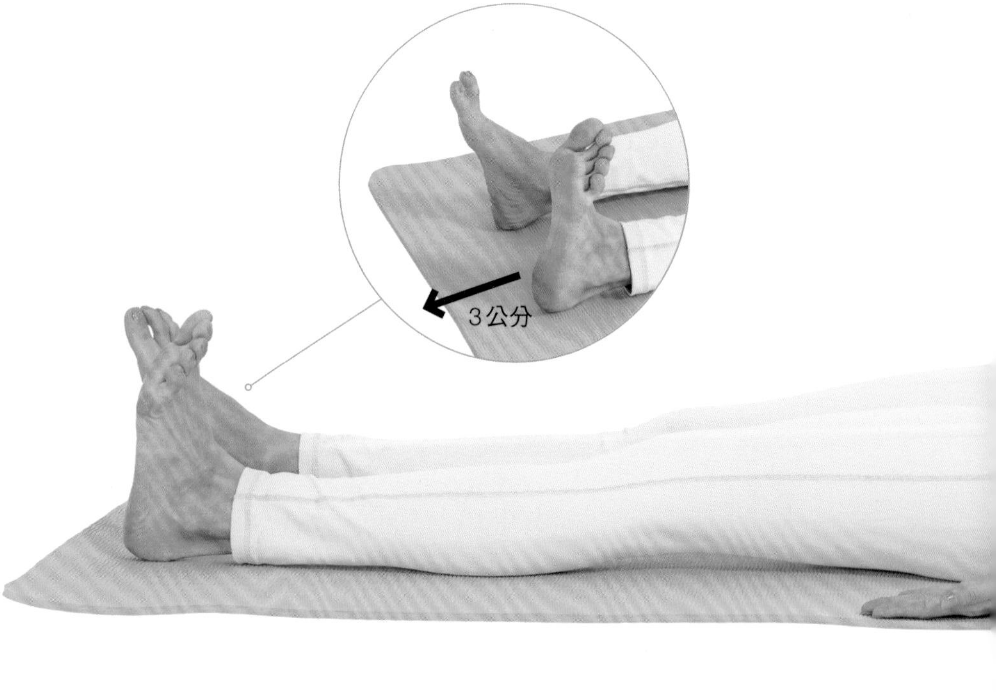

觀看影片！

改善駝背

【歪斜的原因】

引起駝背的機制與骨盆前傾非常類似。當我們從側面觀察身體時，可以看出B組（身體前側肌肉的胸大肌、胸小肌、三角肌前束）和C組（身體後側肌肉的菱形肌、中斜方肌、上臂三頭肌）正以肩膀為中心（A點）比賽拔河。如果B組較強，A點就會向前移動，於是就產生駝背。

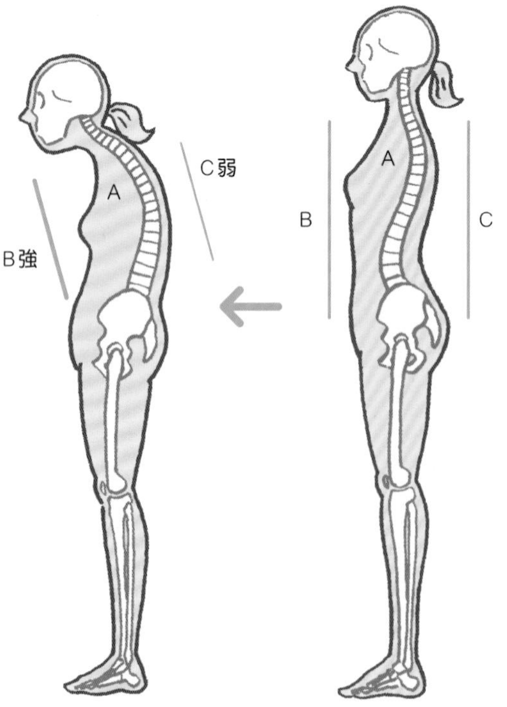

駝背　　正確姿勢

日常生活中有非常多動作都會用到B組肌肉，例如：看手機、用電腦、桌前作業、做家事等等，導致許多人會呈現**手臂和肩膀內旋、肩胛骨總是大開**的姿勢。

【矯正方法】

其實我自己過去也一直有駝背的困擾，嘗試過各種方法，而在成為整復師後，我也仍不停地研究，最終找到了一種**簡單、安全又效果顯著的方法**，接下來我將教給大家。

這項運動能在放鬆B組肌肉的同時，鍛鍊C組肌肉。讓我們一起從手掌開始，把往內旋了又旋的手臂往外扭轉吧！

只要做30秒，就能產生很大的效果，肩頸僵硬的人請一定要試試看。

觀看影片！

轉臂伸展

舒服地旋轉雙臂，把肩關節拉回後方，解決駝背問題。

POINT 站著做更有效。

1 身體站直後，雙臂輕輕張開

雙腳打開與肩同寬，
肩膀放鬆不要出力。
臉往上抬，視線稍微
往上看。

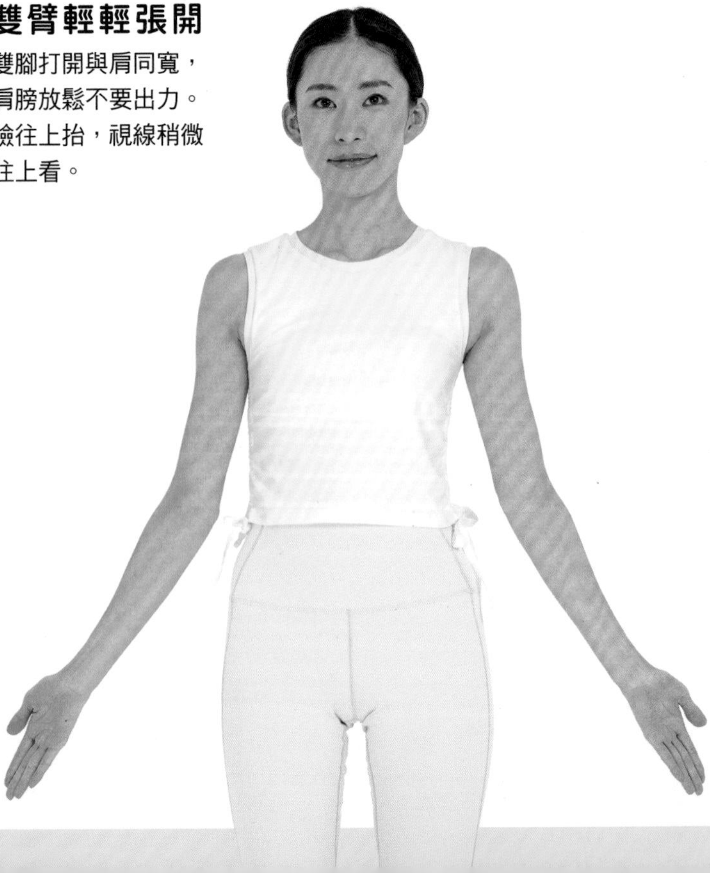

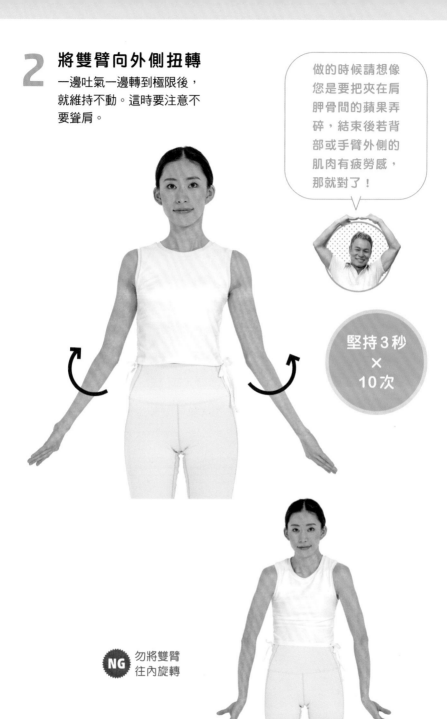

2 將雙臂向外側扭轉

一邊吐氣一邊轉到極限後，就維持不動。這時要注意不要聳肩。

做的時候請想像您是要把夾在肩胛骨間的蘋果弄碎，結束後若背部或手臂外側的肌肉有疲勞感，那就對了！

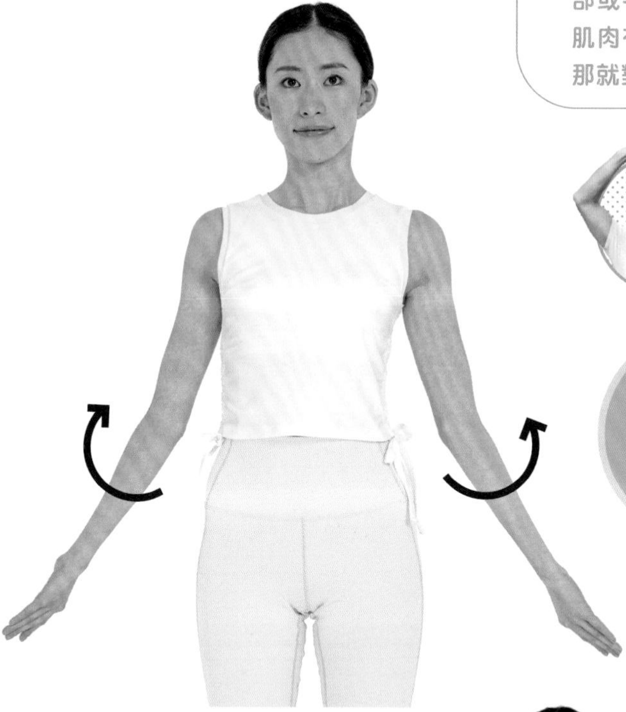

堅持3秒
×
10次

NG 勿將雙臂往內旋轉

COLUMN
From Australia 2

我開始了有機生活

有機先進國家——澳洲從30年前就開始重視「食安問題」，當地人大都非常注重有益健康的食材。另外，由於害蟲較少，澳洲農業不太需要使用農藥和化肥，這也是澳洲有機食物普及的主因之一。現在澳洲大部分的超市，都能買到有機的生鮮食品、加工品，甚至是熟食。

我自己則是從2019年長男出生後，基於「想讓孩子吃對身體好的食物」這個想法，決定漸漸改吃有機食物，如今替換率已達100％！多虧這個好習慣，我不僅保有身心健康，還發現愈來愈多人對我說：「你的皮膚變好了呢。」

聽說日本銷售有機食品的商店也愈來愈多，不過價格實在不便宜。建議各位可以從鹽、醬油、味噌等調味料開始有機化。這些東西每天都會用到，雖然買的時候會覺得有點貴，但能用得比較久。

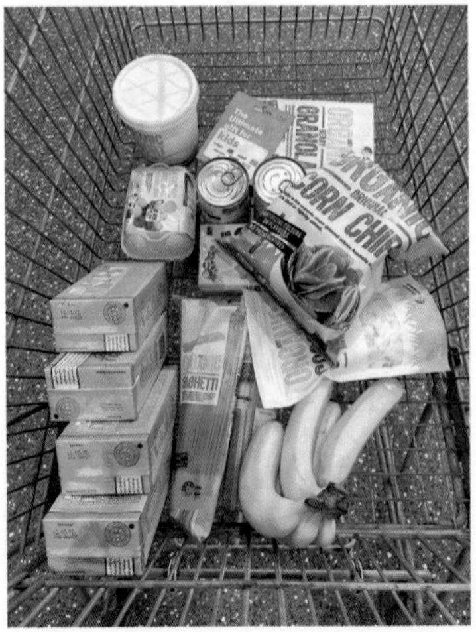

（下）超市的有機商品區。
（左）這個菜籃車裡全部都是有機食物！

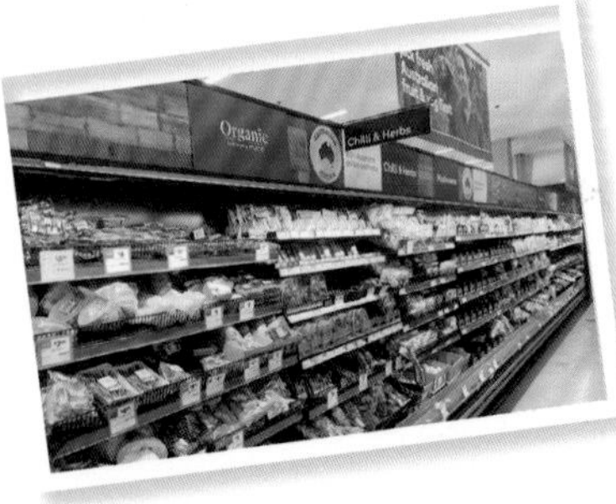

第3小時

目的型
姿勢矯正運動

肥胖、烏龜脖、尿失禁、
長期戴口罩造成的臉部鬆弛……
本章將介紹改善這些不適與煩惱的運動。

集中對付您在意的煩惱

不良姿勢所導致的身體問題因人而異。每個人的年齡、工作、使用身體的方式都不同，會有的問題自然也不同。

話雖如此，我們還是可以把問題歸結成幾個項目。在這第3小時的章節裡，我將列舉**「身體的7大煩惱」**，並分別介紹針對各個問題的運動。

這7項分別是**肥胖、臉部鬆弛、烏龜脖、肩膀僵硬、頸部僵硬、尿失禁、增高。**

此外，本章也包含了適合P16自我檢測是「**骨盆後傾**」者做的運動。無論哪個運動都很簡單，而且大多都是能適度伸展、鍛鍊身體的舒服動作，建議各位可以從您現在最需要的運動開始養成習慣。

當您能組合多個運動，並順利做完一連串動作時，就等於完成了一套量身訂製的健康操。

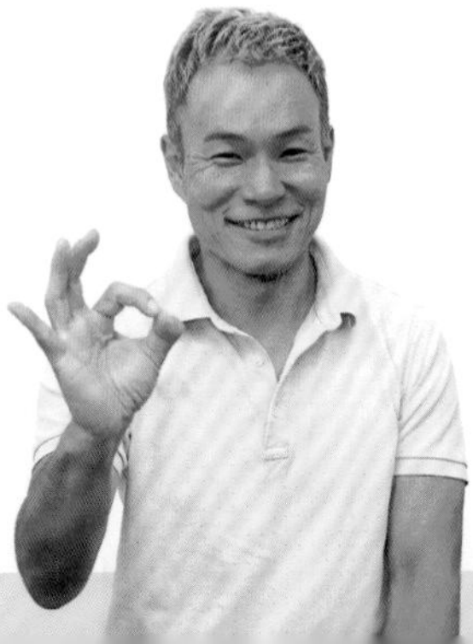

目的型運動的3個重點

1 請按P16自我檢測結果，施行相應的運動

「骨盆前傾」者勿做適合「骨盆後傾」者的運動！否則可能導致腰痛惡化。另外，「骨盆後傾」者也不能做「終止尿失禁」的運動。

2 不要憋氣

這點我在「基本運動」的重點中也有提過，真的非常重要，因此我要再此重申（笑）。有非常多人都會忘記呼吸！請記得做運動的時候要放鬆且不憋氣。

3 目標養成1天校正1次的習慣

就算1分鐘也好，每天都要持續做一些運動，如此便能讓校正姿勢「像刷牙一樣」養成習慣。

第3小時　目錄

觀看影片！

肩胛骨靠攏運動

【歪斜的原因＆矯正方法】

最近人們漸漸開始瞭解到活動肩胛骨有助於減肥。肩胛骨周圍聚集著大量有助於燃脂的「棕色脂肪細胞」，活動肩胛骨就能使其活化，讓人更容易瘦。不過許多人對此都有誤會，**活動肩胛骨時不該往身體前側「伸展」，而是要「聚攏」！**

肥胖者的肩胛骨通常是左右分離的狀態，肌肉十分僵硬，因此讓本就分離的肩胛骨更往遠處脫離是沒有意義的。我們要做的應該是將肩胛骨用力往內側集中，使其內側線條更鮮明，展現「天使翅膀」般的外觀。

這裡我將介紹3項有助於改善駝背、提胸的運動。

肩胛骨靠攏運動①

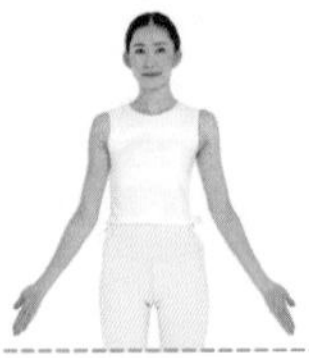

轉臂伸展

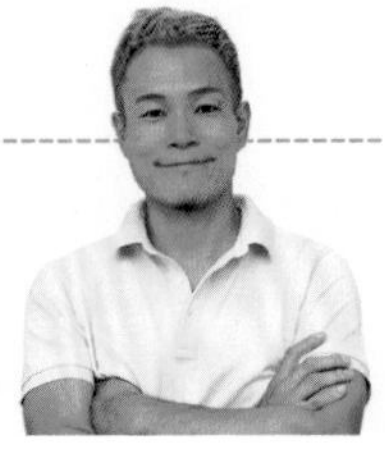

在「改善駝背」中介紹過這個動作，非常適合用來訓練集中肩胛骨。

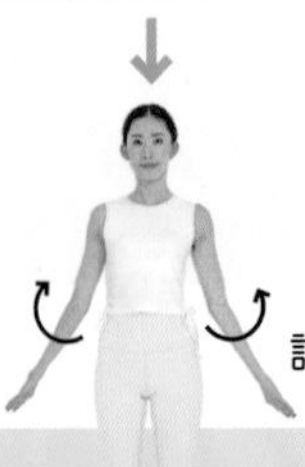

詳細動作請見P62！

觀看影片！

提胸運動

正確活動肩胛骨周圍的肌肉，提高胸圍的位置。

1 雙掌朝上，兩邊手肘往後推到極限

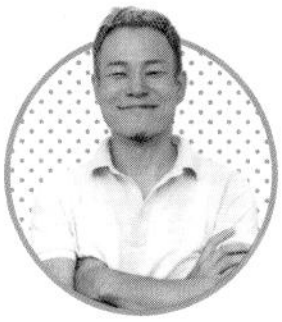

想像要給後面的人緩慢的肘擊。（笑）

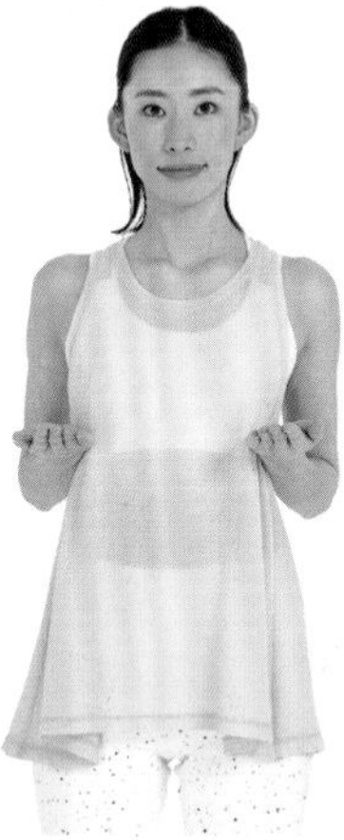

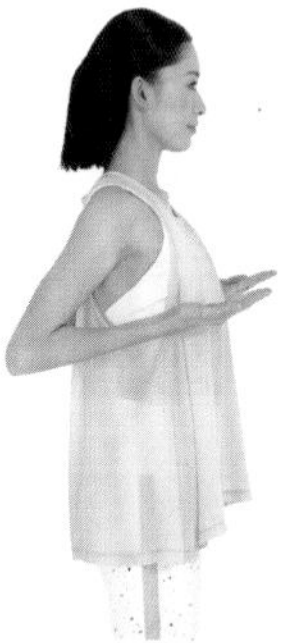

NG 頭和視線不要朝下。想像天花板有條線吊著您的身體。

2 雙臂向外打開

保持腋下夾緊，緩慢地打開雙臂。
注意肩胛骨要用力靠攏。

堅持3秒 × 10次

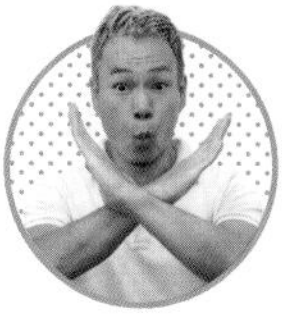

小心肩膀不要聳起！

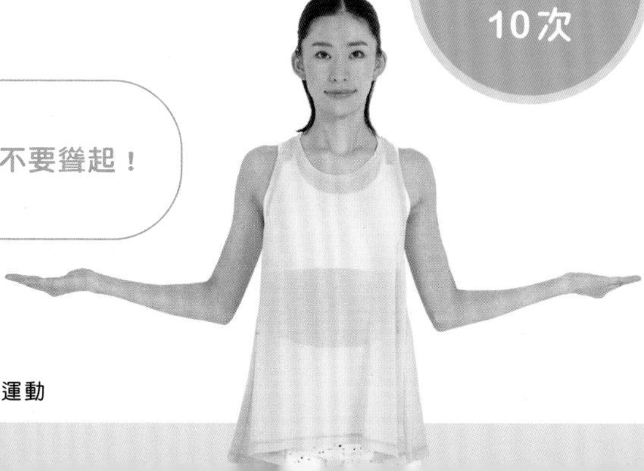

觀看影片！

胸頸伸展

伸展因姿勢前傾而縮短的胸頸肌肉，
這樣我們就能更容易地聚攏肩胛骨！

1 面朝牆站立，雙腳打開至與肩同寬

請確認腳尖與膝蓋都有
筆直地朝向牆面。

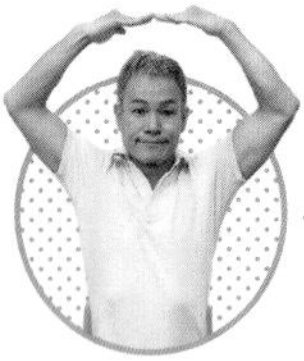

腳尖在大約快碰到
牆的位置即可。

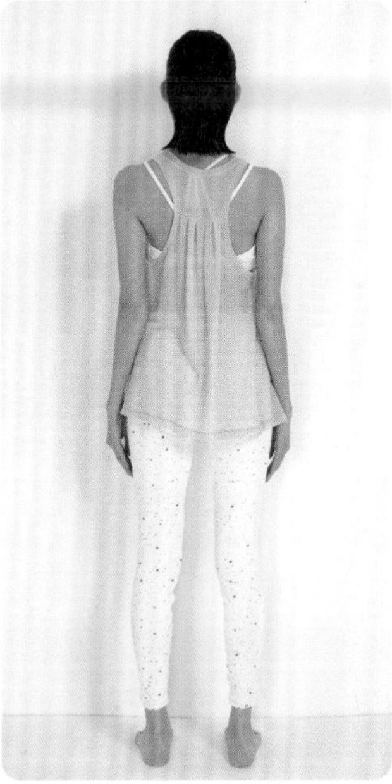

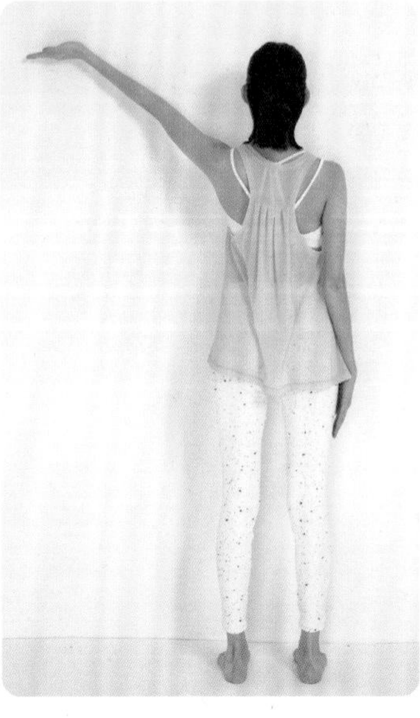

2 往斜上方舉起左臂，並將內側靠在牆上

將手掌朝上、呈水平伸展的左臂往斜上方舉成30度角。保持這個狀態，把從小指到腋下的整個左臂內側貼在牆上。

3 直接把身體往右扭

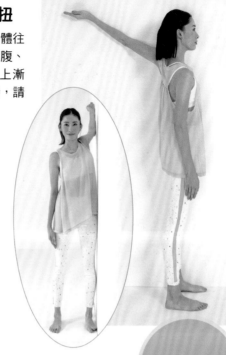

左腳小指外側靠牆，將身體往右扭轉。隨後從腰骨、側腹、肋骨、腋下……一路往上漸漸靠向牆面。來到極限時，請深呼吸。

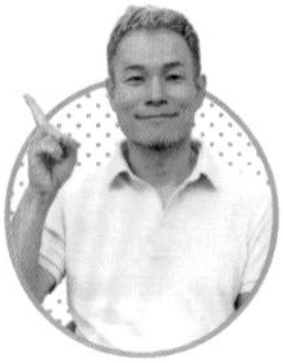

為避免骨盆前傾，記得肛門口要往下並收緊！

POINT 視線稍微往上抬，嘴巴輕吐出綿長的氣息。

堅持30秒

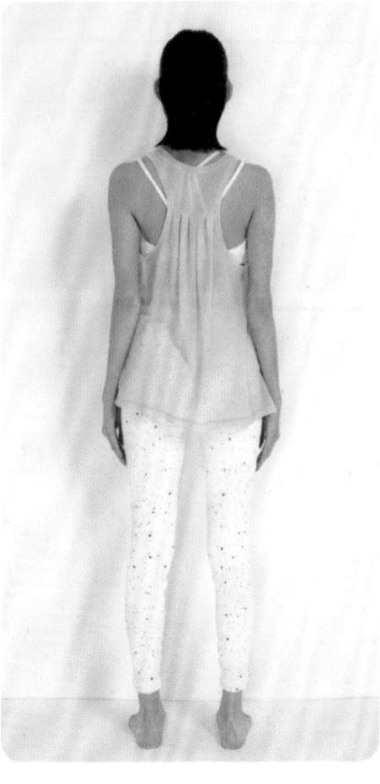

4 身體轉回到面朝牆後，再把手放下來

扭轉的上半身回正後，左臂放鬆落下，換右邊以相同方式施行。

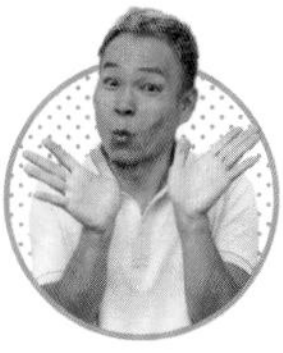

這個運動也推薦給肩頸僵硬的人。

觀看影片！

改善烏龜脖

【歪斜的原因&矯正方法】

頭部的重量有體重的十分之一，經常使用手機或長時間在桌前作業的人，都免不了容易讓如此沉重的頭部長期俯首。於是，頸骨便會失去生理弧度（變直），進而引發烏龜脖。

這時**頸部後方的肌肉會拉伸，前方肌肉則是收縮狀態**，所以我們要透過伸展，有效放鬆頸部前側，矯正失衡的肌肉。

神之吻伸展

讓因姿勢下彎而縮緊的頸部周圍肌肉，回到該有的長度。

1 臉朝向天花板

在不勉強的範圍內，
慢慢往上看向天花板。

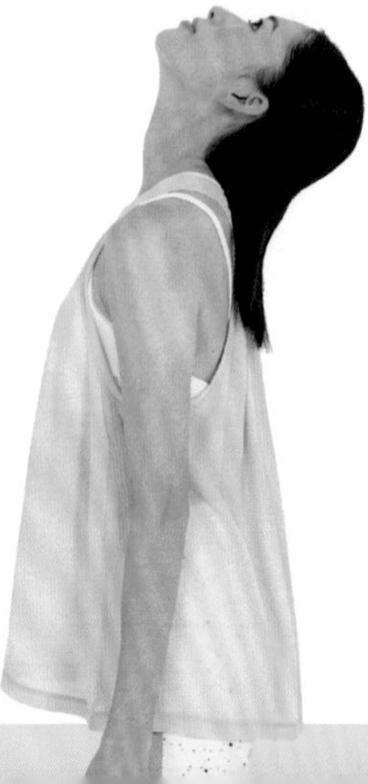

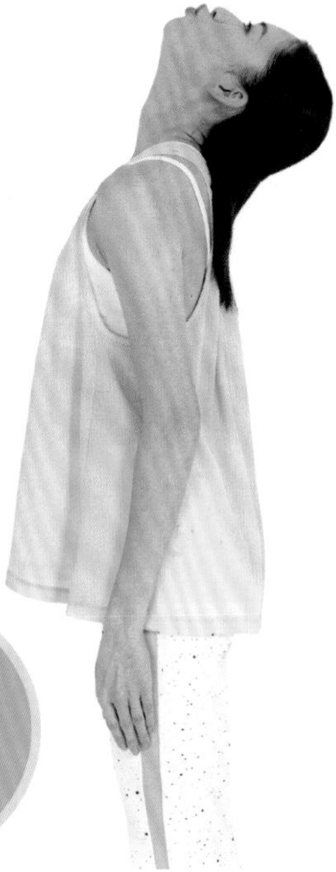

2 使勁噘起嘴唇

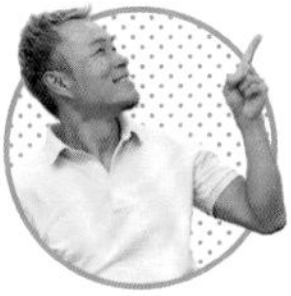

感覺好像要親吻天上的神一般！若肋骨有大幅突出的感覺，那就對了。

NG 注意腳跟不要抬起

堅持3秒
×10次

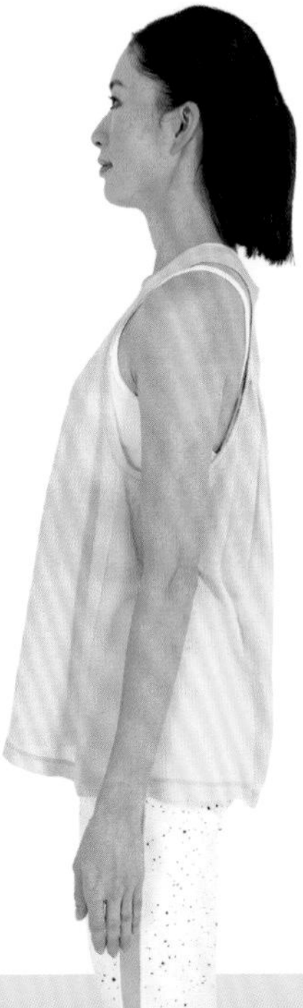

3 慢慢將臉回正

想像只有頸部前側有戴護頸，回到原位時要稍微把下巴往後收。

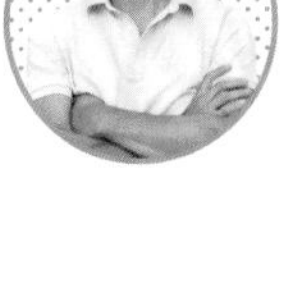

這是您頭部本來的位置，讓身體記住吧～

觀看影片！

增高

【歪斜的原因&矯正方法】

對於曾治療過成千上萬名患者的我來說，**人體是一種「軟綿綿」的結構**。無論結果是好是壞，身體能任意地產生各種變化。換句話說，身高也是能輕易改變的。

我常聽到有人說，身高會隨年齡增長而「倒縮」。這是因為人如果長年保持著駝背或前傾的不良姿勢，就會導致**身體各部位蜷縮，身高也隨之變矮**。

本節我將介紹3項運動，促進容易萎縮的部位活動，最終得到增高的效果。各位在做之前**可以先在牆上做個身高記號**，以便更清楚看到變化！

此外，這些運動也有助於緩解肩頸以及肩胛骨周圍的僵硬，還有手臂疼痛。

增高①

轉臂伸展

這個伸展又出場了！
改善駝背、打開胸腔後，就能獲得增高的效果。

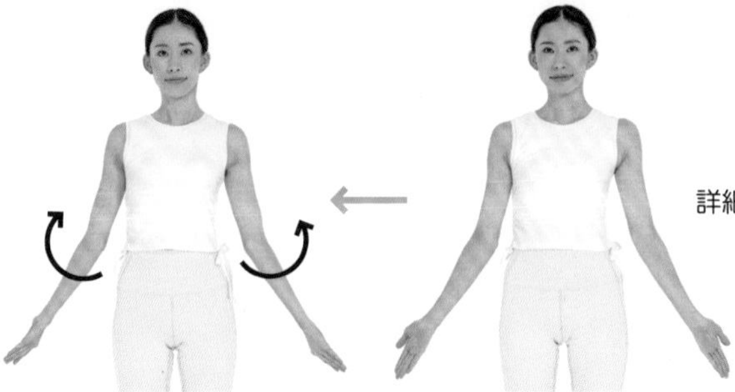

詳細動作請見P62！

增高②

神之吻伸展

這項伸展在「改善烏龜脖」曾出現過。
全面拉升腰部等身體各部位，身高便能跟著拔高。

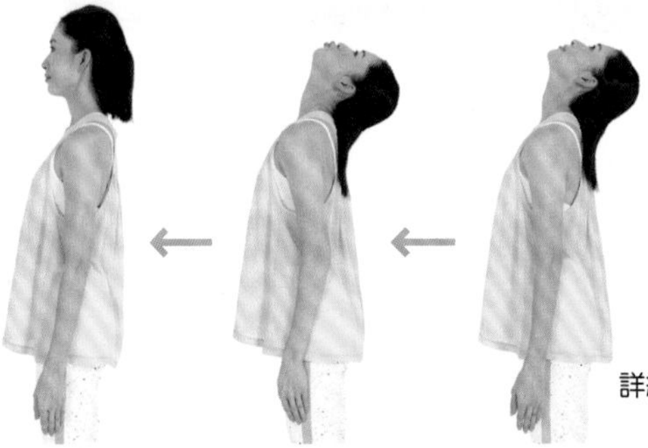

詳細動作請見P72！

觀看影片！

肩胛骨擠壓運動

這項運動能最大程度地拉伸平時蜷縮的全身肌肉，
促使身高延伸。

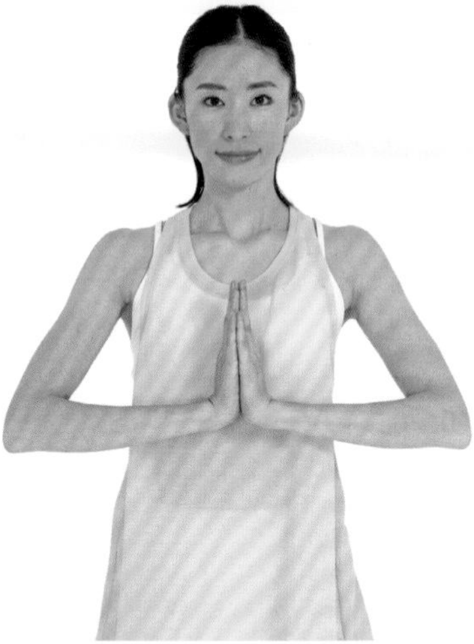

1 在胸前做雙掌合十的動作

腳尖朝前，膝蓋不要彎曲也不要用力，只要放鬆站立就好。

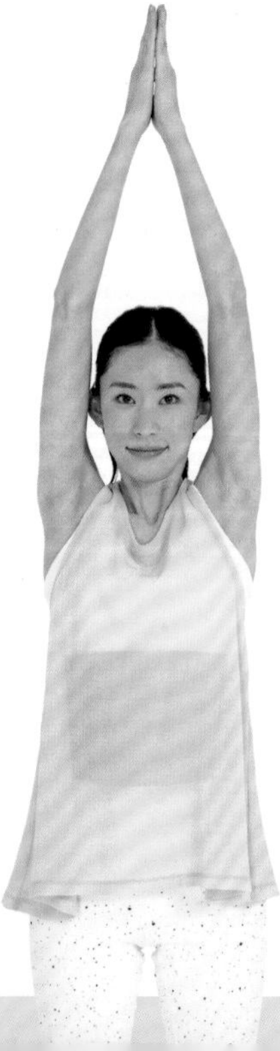

2 手舉向正上方

保持雙掌合十，往上舉起雙臂。注意這時手肘不要彎曲（如果做不到，彎一點也沒關係）。

請高舉到極限！這個動作應該會很辛苦！如果沒有感覺，可能是手臂位置太靠前，沒有動到肩胛骨!?

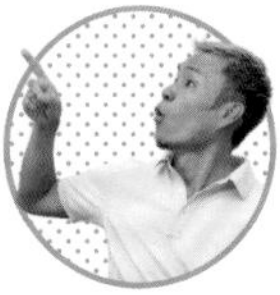

NG 腳跟不能上浮

3 打開雙臂，落到臀部的位置

手掌在頭頂分開後，慢慢地往身體後方落下。這時手指尖要朝下，同時留意肩胛骨確實有往內側靠緊的感覺。

NG 手臂落下路徑太靠前，效果將會大打折扣

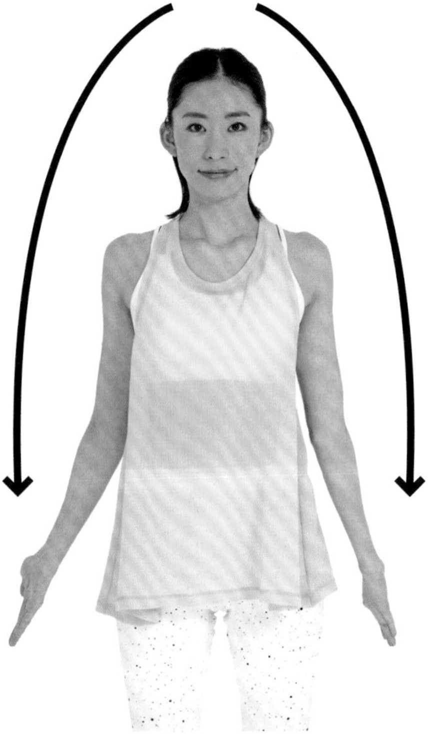

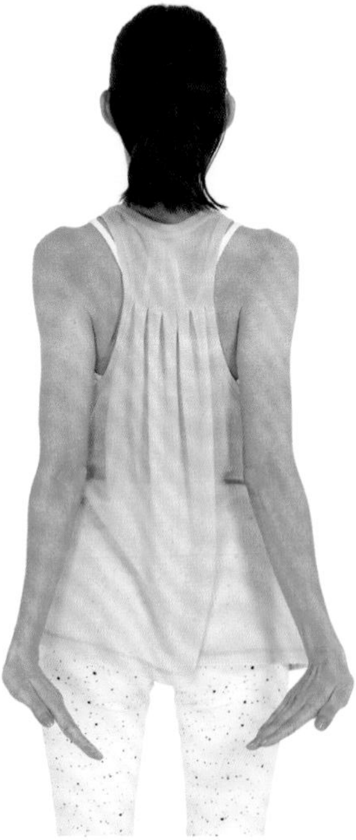

4 將落下的手腕往上翻起

於臀部的位置，把落下的兩邊手腕往上翻起，感覺就像把手反折一般。

步驟1～4
做10次

肩胛骨有用力擠壓的感覺對吧？
骨盆前傾的人可以收緊肛門，確保姿勢正確！

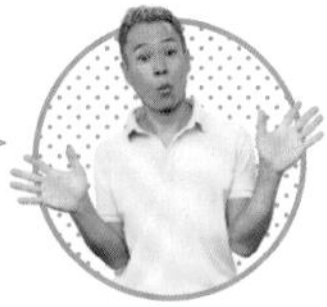

觀看影片！

終止尿失禁

【歪斜的原因&矯正方法】

一般而言，尿失禁的原因是骨盆底肌衰弱。骨盆底肌是支撐骨盆中臟器（膀胱、子宮、直腸等）的肌肉與組織，型態如同一張吊床，會協助收緊尿道、陰道與肛門。因此，骨盆底肌鬆弛，就會引發排泄相關的問題。

不過，導致尿失禁的重大因素不只如此。有尿失禁困擾的人通常有一個共通點，那就是「**臀大肌（形成臀部的肌肉）與腹肌疲弱**」。這兩者都是與骨盆底肌前後相連的肌肉，我將教大家如何輕鬆、不勉強地活動這兩處肌肉。

許多人都不會意識到臀大肌的存在，正因如此，才無法好好地使用。想要喚醒沉睡的肌肉，我們首先就要從觸摸開始。

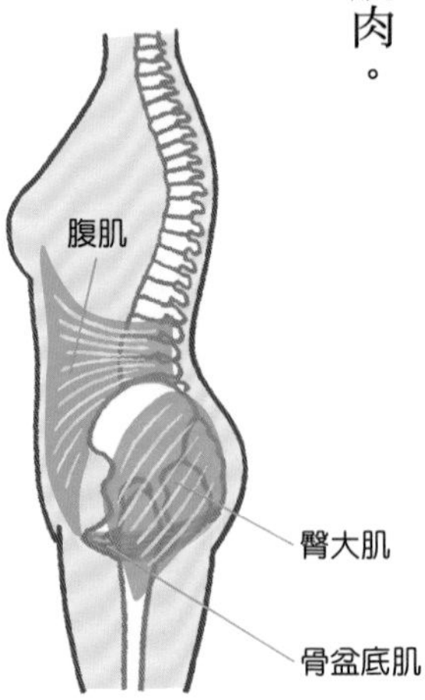

觀看影片！

靠這招就能有效阻止尿失禁

矯正骨盆前傾的站姿

有尿失禁煩惱的人幾乎都有骨盆前傾的問題，
因此先來學習讓骨盆後傾的站姿吧！

NG
骨盆後傾者
請勿施行

1 雙腳間隔 1個拳頭的距離站好

腳尖打開60度，膝蓋骨和腳尖朝向同個方向。

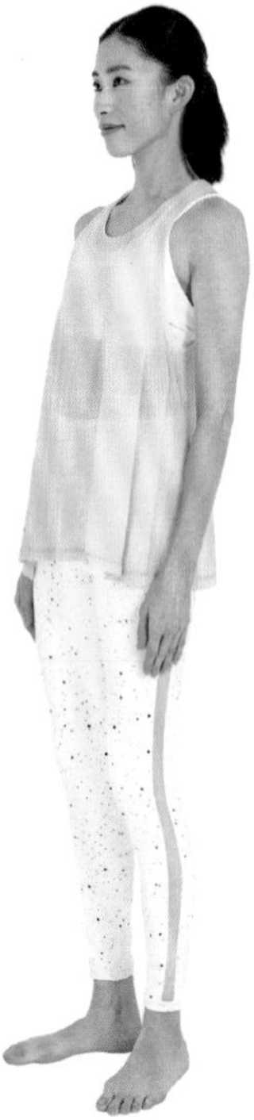

彎曲膝蓋時，若彎向與腳尖同一方向就沒問題。

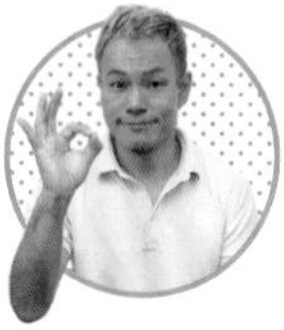

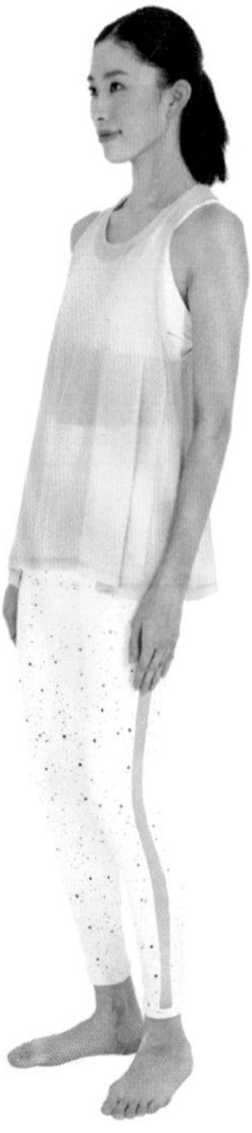

2 站著將骨盆後傾，視線稍微上抬

這時可以想像「提起腰帶扣」「提起肚臍」「肛門口往正下方」或「有尾巴穿過雙腿之間」等等！

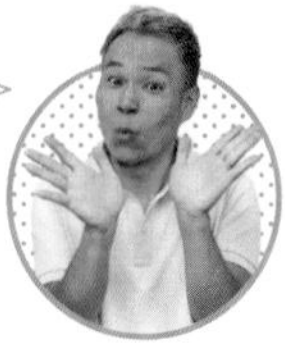

摩臀伸展

各位先摸摸看現在的臀部，是不是感覺軟呼呼的呢？
這個運動結束後，臀部就會變得結實，到時候各位可以再摸摸看。

1 雙臂繞到背後，將小指對準股溝

先以P79的站姿預備。雙臂繞到背後，將雙手的小指對準臀部間的縫隙。

NG

骨盆後傾者
請勿施行

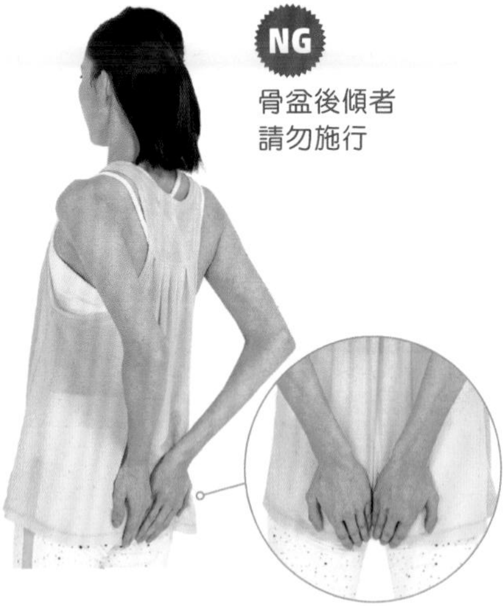

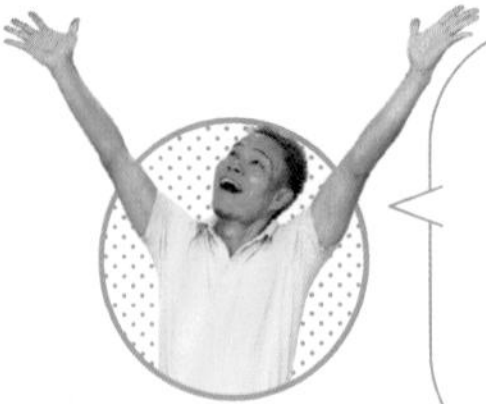

兩根小指併攏後，感覺像是用手背搭出一座小山。覺得雙臂繞到後方很辛苦的人，還請加油～！

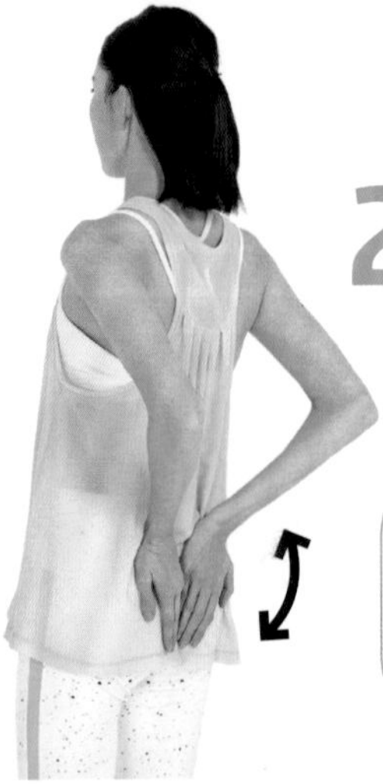

2 上下摩擦臀部

維持手的姿勢，上下摩擦臀部，彷彿要喚醒臀部肌肉般。結束後，請甩動手腳放鬆。

10次

如此大腦便會認知到以前沒注意的臀部肌肉，做完後您應該會發現「臀部更容易收緊」了。

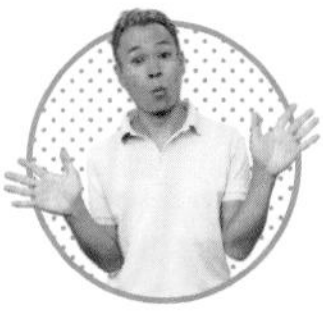

觀看影片！

終止尿失禁②

摩肚伸展

跟臀部一樣，我們也要來喚醒偷懶的腹肌。
做完您會發現腹肌長得驚人！

NG 骨盆後傾者請勿施行

POINT 建議脫掉皮帶與胸罩，穿著寬鬆衣物施行。

1 雙手在恥骨附近搭出一個倒三角形

先以P79的站姿預備。在肚臍下方約10公分處的恥骨（內褲附近）附近，用雙手搭出一個倒三角形。

10次

2 手在恥骨與胸部間上下移動

於腹部慢慢往上滑動，到達兩胸之間後，再慢慢地往下滑回下方。

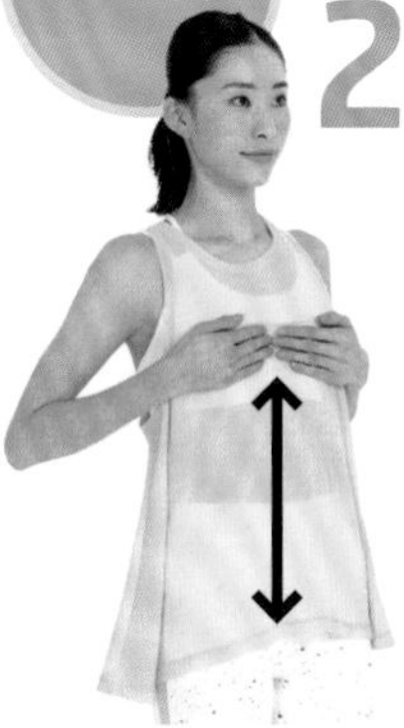

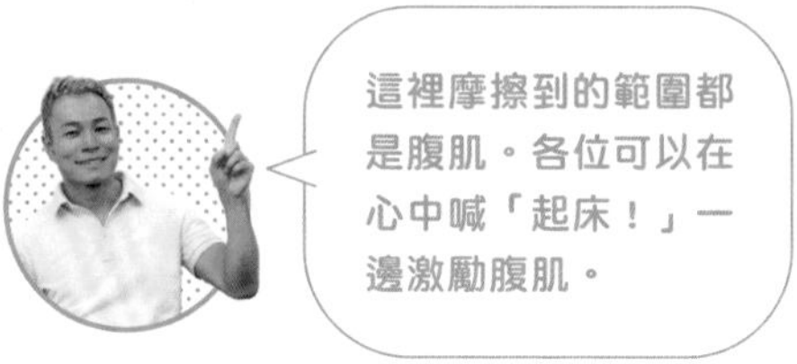
這裡摩擦到的範圍都是腹肌。各位可以在心中喊「起床！」一邊激勵腹肌。

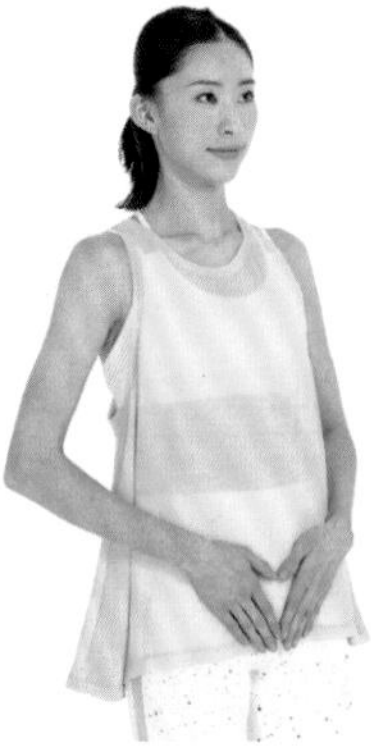

終止尿失禁③

腹肌覺醒訓練！

藉由摩肚伸展喚醒腹肌後，再進行這項訓練會更有效果！

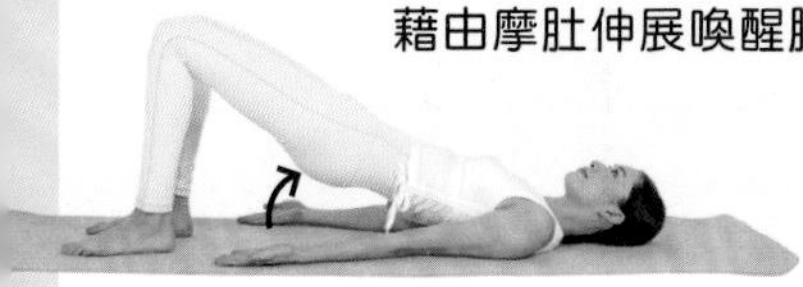

詳細動作請見P52！

觀看影片！

改善骨盆後傾

【歪斜的原因&矯正方法】

我的實際感受是，骨盆後傾者佔總體的５％。不過**年齡愈大，骨盆後傾的人也愈多**，而且有不少人會因此有腰痛、髖關節疼痛的苦惱。

骨盆後傾當然也會對全身的姿勢造成不良影響，例如：膝蓋容易呈現彎曲狀態、容易變成腳尖朝外的「外八」姿勢……

另外，膕旁肌（大腿後方的肌肉）、胸頸與頸部等遠處部位的肌肉，也會跟著收縮、變硬，所以接下來我們就要藉由舒服的伸展來矯正位移的骨盆。

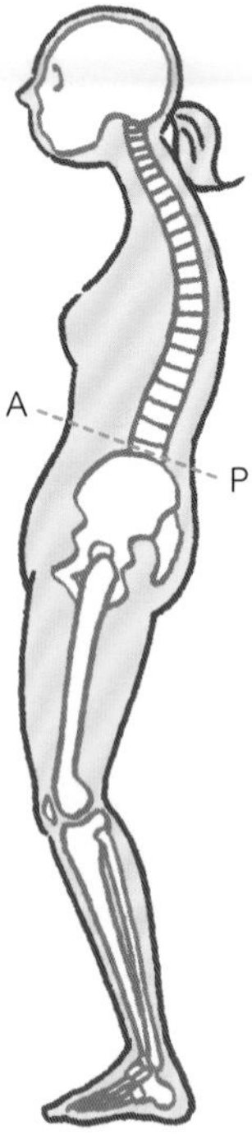

骨盆後傾

觀看影片！

改善骨盆後傾①

腹部伸展

骨盆後傾者的恥骨與下巴尖端間的距離偏短，
因此我們要利用反向動作來拉長這段距離。

1 雙手與雙膝撐地

雙掌和膝蓋撐在地上，接著把手掌向外旋轉180度（指尖朝向自己）。

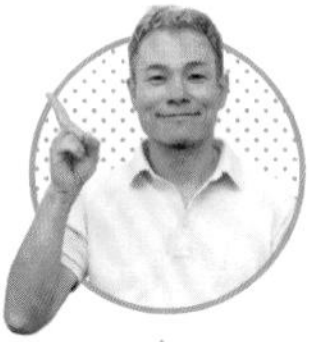

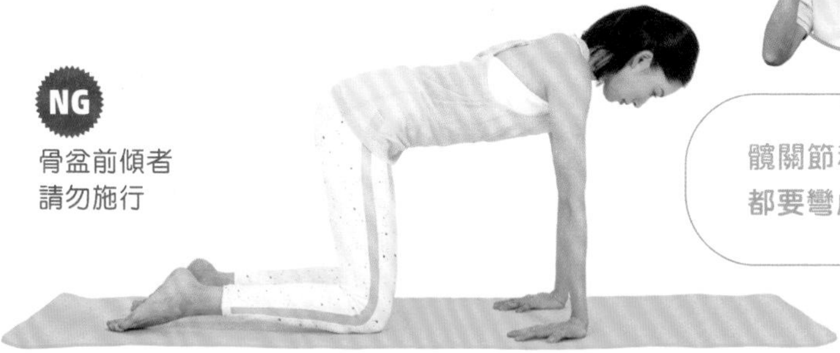

NG
骨盆前傾者
請勿施行

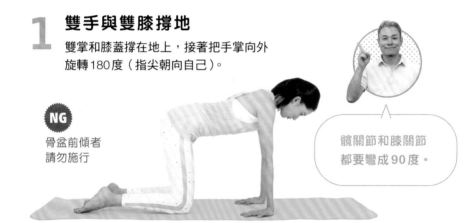

髖關節和膝關節
都要彎成90度。

2 腹部朝下，下巴和臀部往上提

腹部交給重力，往下不要出力。下巴則盡可能地往上抬，臀部也朝天花板用力上提。接著請維持這樣的姿勢，開始深呼吸。

請以讓腹部放
鬆地垂向地板
的感覺進行！

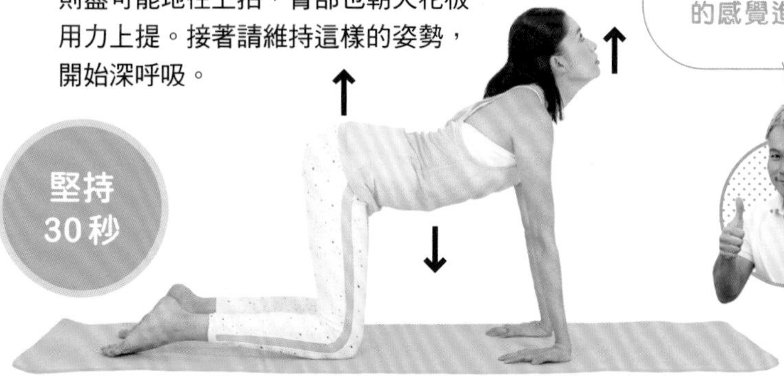

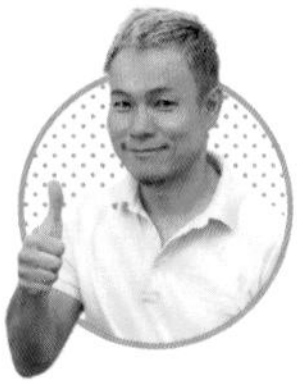

堅持
30秒

觀看影片！

平趴伸展

放鬆頸部、胸部到腹部緊縮的肌肉，
使肌肉回到正常長度，改善骨盆後傾。

NG 骨盆前傾者請勿施行

1 趴在地上

請先做出趴在地上的姿勢，將手撐於胸部兩側，接著手掌向外旋轉90度（指尖呈橫向）。

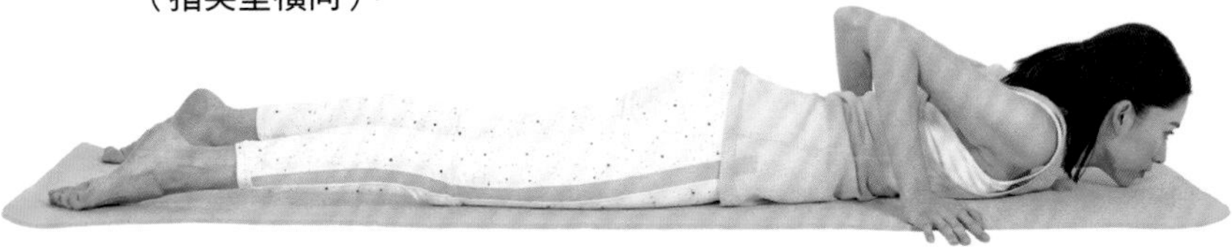

2 撐起上半身，抬起下巴

用雙手把上半身撐起，隨後慢慢抬起下巴。另外，腰部則要往用力往地板方向下沉，然後維持在胸部打開的姿勢。

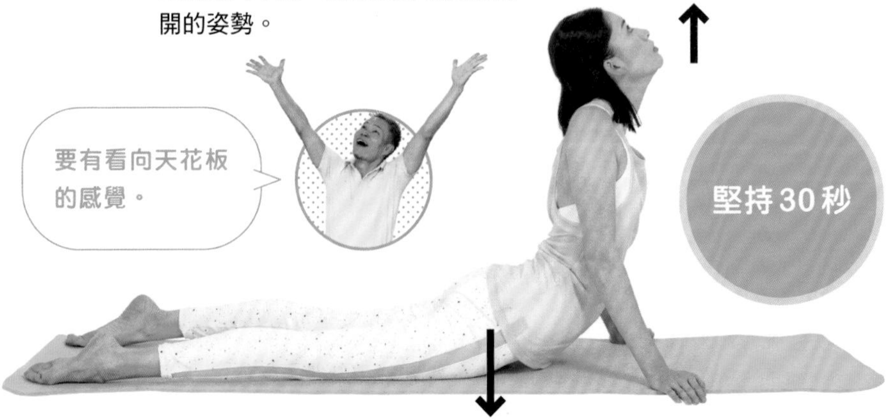

觀看影片！

改善骨盆後傾③

膕旁肌伸展

膕旁肌僵硬是骨盆後傾的一大原因。
以下我們要利用牆壁，盡可能地伸展這塊肌肉。

NG 骨盆前傾者請勿施行

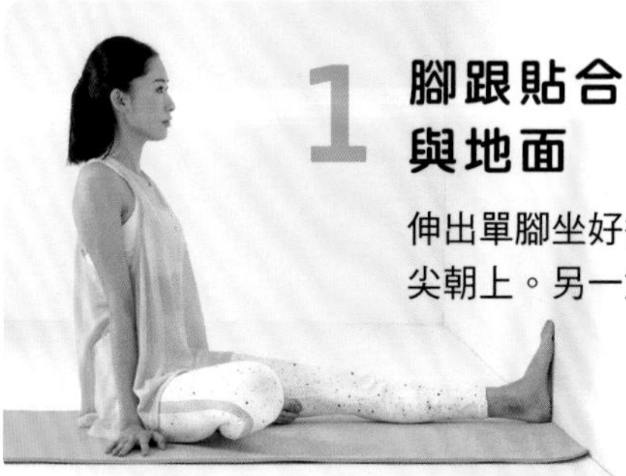

1 腳跟貼合牆壁與地面

伸出單腳坐好後膝蓋打直，腳尖朝上。另一隻腳則盤起。

利用牆壁使腳尖保持筆直，這時應該會感覺到後傾的骨盆豎起了！

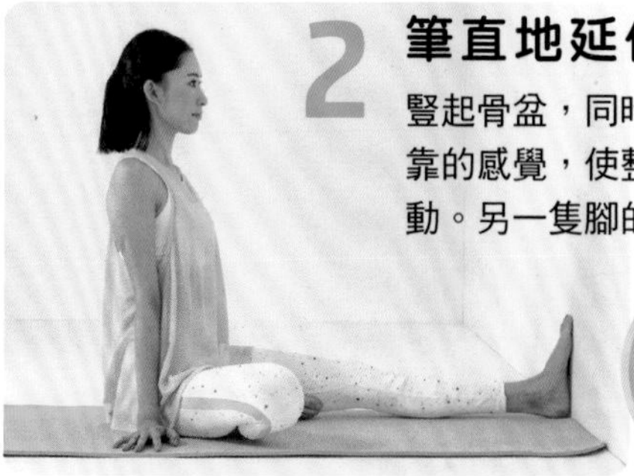

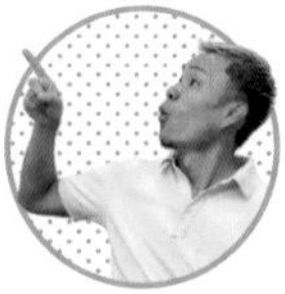

2 筆直地延伸上半身

豎起骨盆，同時留意頭要有往天花板靠的感覺，使整個背部豎直並保持不動。另一隻腳的做法也相同。

堅持30秒

注意不要拱背，也不要把臉往前伸！

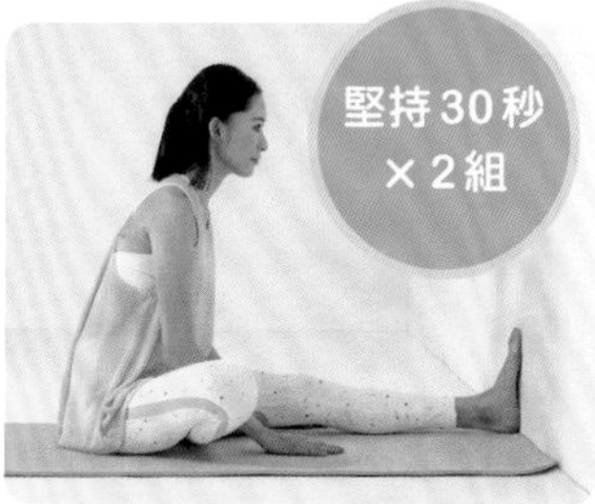

堅持30秒
×2組

升級版

身體前屈

在步驟2的狀態下，上半身稍微轉向腳尖方向，讓身體筆直地往腳尖方向倒。感覺到達極限後，請保持不動。

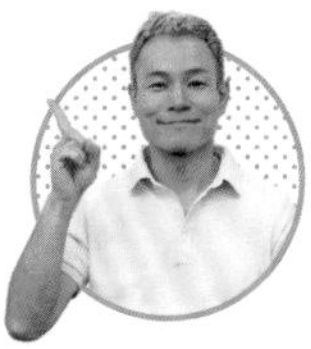

觀看影片！

改善臉部鬆弛

【歪斜的原因&矯正方法】

現代人長期戴口罩，活動臉部的機會愈來愈少。應該不少人晚上照鏡子時，看著下垂的臉嘆氣吧。接下來就讓我們利用這項一天收尾的運動，改善臉部下垂。

戴口罩時**「耳朵」是負擔最大的**，因為口罩繩線整天都把耳朵往斜下方拉扯。此外，當耳朵長時間被拉扯，顳骨（頭蓋骨側邊）也會歪斜，引發頭、頸等部位的疼痛，這項運動可改善這些症狀。

拉耳運動

口罩會引發從頭、臉到頸部的大範圍歪斜！
因此我們要靠往反方向拉動來校正。

1 雙手抓住耳朵

用中指幾乎要伸進耳孔中的感覺牢牢抓住。

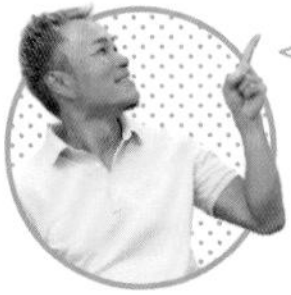

只抓住耳尖會痛，請把中指深入耳朵裡以確實抓牢。

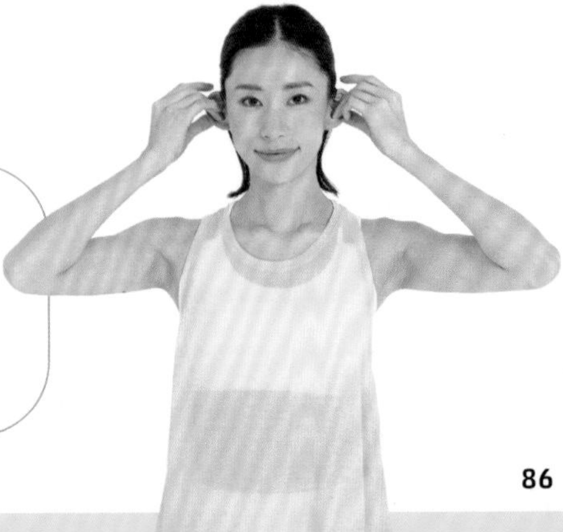

2 往斜後方拉扯耳朵

往斜後方45度角
拉起耳朵。

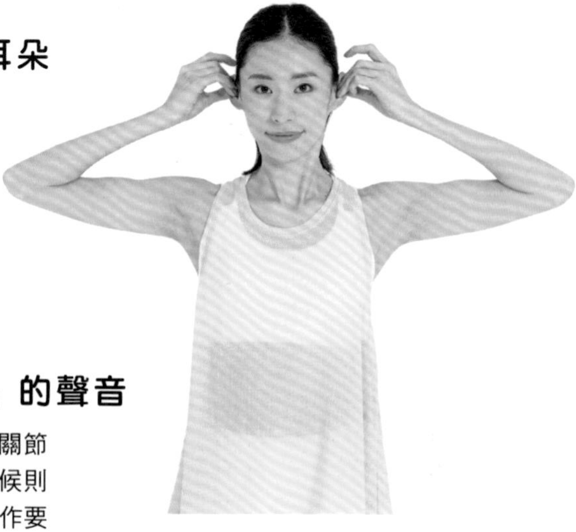

3 張大嘴發出「啊～」「嗚～」的聲音

「啊」的時候要把顳顎關節張到最大，「嗚」的時候則要盡可能地噘起嘴。動作要大而緩慢。

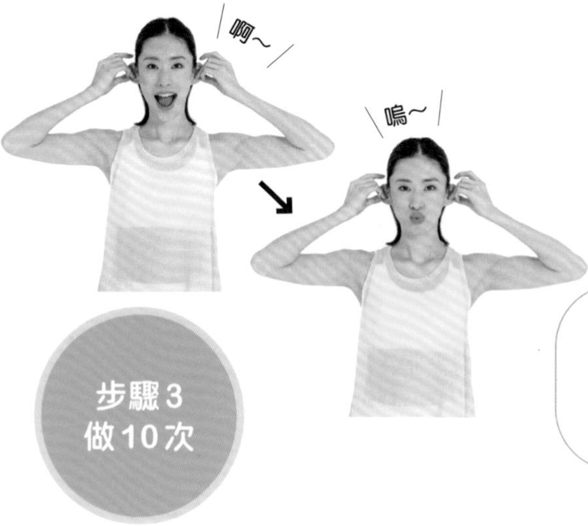

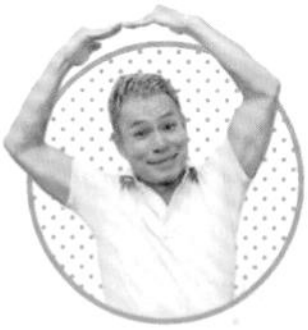

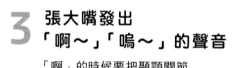

不發出聲音也行，在上廁所、休息時也能做！

步驟3
做10次

升級版
抬起臉進行步驟3

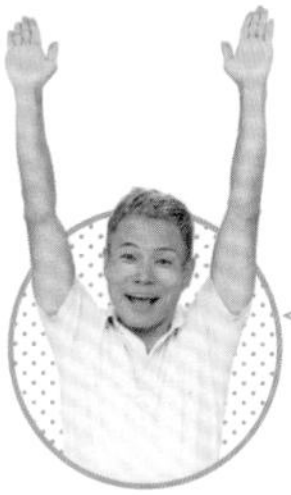

將頭部往後彎到極限！這樣也有改善烏龜脖的效果。

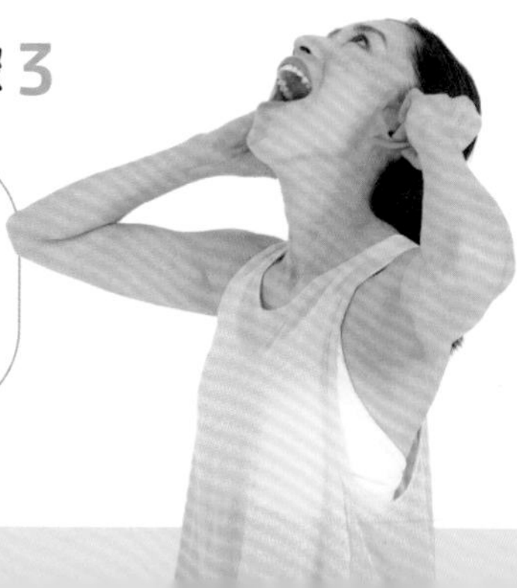

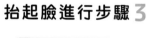

觀看影片！

改善肩頸僵硬

【歪斜的原因&矯正方法】

現代人「以前傾姿勢作業的時間」大概是人類有史以來最長的。而我先前已提過數次，長時間前傾會使**人體呈現前側肌肉蜷縮，後側肌肉持續延展的狀態**，這樣的失衡將導致身體出現疼痛與不適。

身體不斷往內彎曲、蜷縮，就會引發肩頸僵硬。接下來就讓我們透過伸展內捲的肩膀與手臂，**延展收縮的肌肉，改善僵硬的肩頸**。

扭臂伸展

讓往內側蜷縮的肩膀與手臂向外移動，放鬆肩膀與頸部。

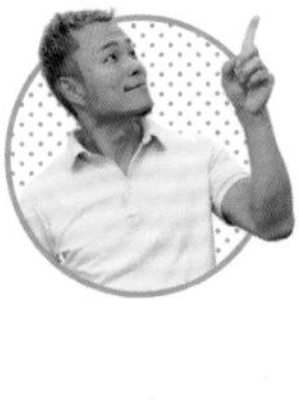

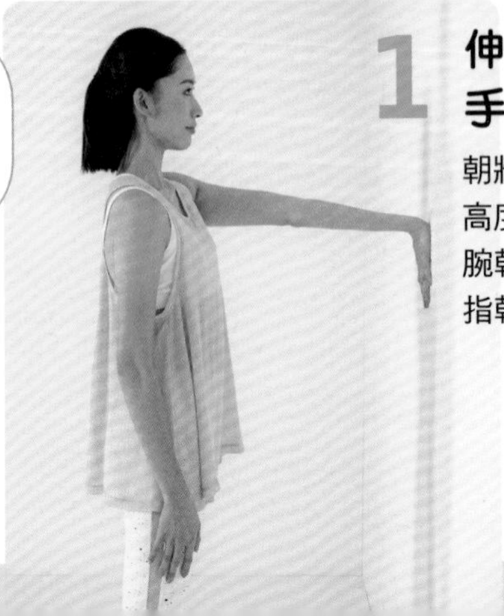

1 伸出單手，手指朝下撐牆

朝牆站立，左壁舉至肩膀高度。微打開手指，把手腕朝外旋轉180度，讓中指朝向正下方。

2 保持手撐牆，身體向右扭轉90度

在左手撐牆的狀態下，把身體向右旋轉90度。這時挺胸能更有效地改善上半身的問題！

腳可以移動。記得要使整個軀幹扭轉。

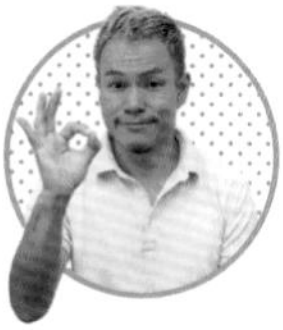

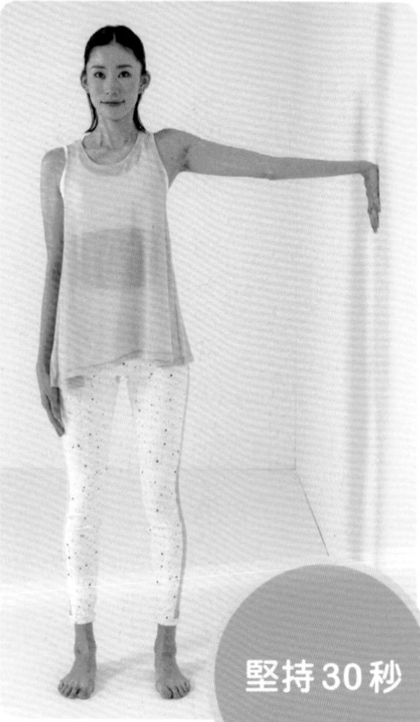

堅持30秒

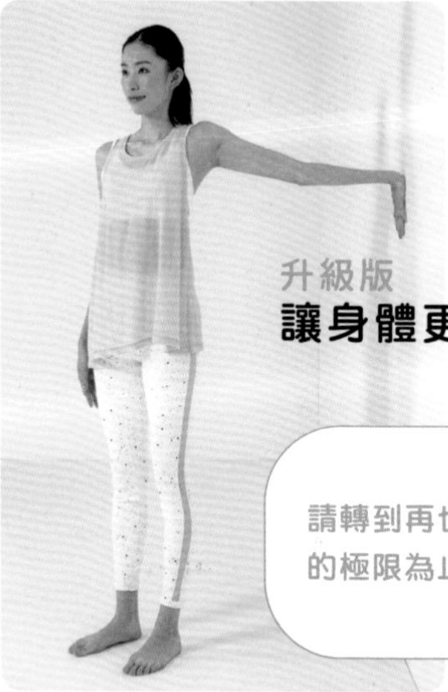

升級版

讓身體更往右轉

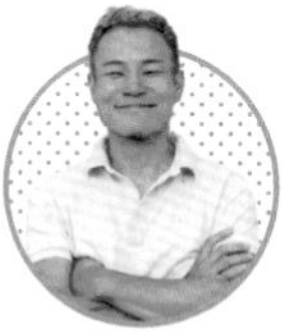

請轉到再也轉不動的極限為止。

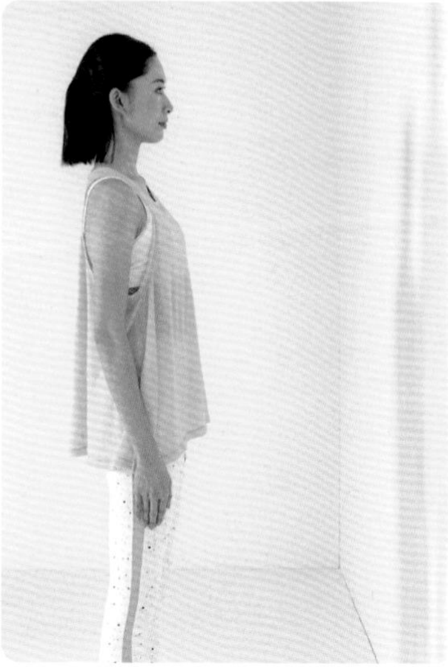

3 身體轉向牆壁後，再放下手臂

將扭轉的上半身轉回來後，輕輕放下左臂。右邊的做法也一樣。

充分利用身邊的尤加利樹

尤加利樹是澳洲的原生樹種，以無尾熊的食物而廣為人知。這裡的原住民們會用其葉子包紮傷口，將之視為方便的萬用藥。此外，尤加利精油據說有消毒與抗發炎的作用，被廣泛運用於芳療中。

我來到這個國家後，就經常把尤加利精油以基礎油（作為基底的油）稀釋後，用於按摩或保濕。不僅香氣宜人，還能提神醒腦。在日本，喜歡香氛的男性很罕見；但在澳洲，無論男女老少都很享受使用香氛精油或香氛蠟燭。不僅能瞬間緩和情緒，又沒有副作用，真的沒理由不用它！

日本也能買到尤加利精油，不過要注意別買到假貨，建議各位到專賣店購買。大家可以把2～5滴精油用約1小匙的基礎油稀釋後，加到浴缸裡作為入浴劑。

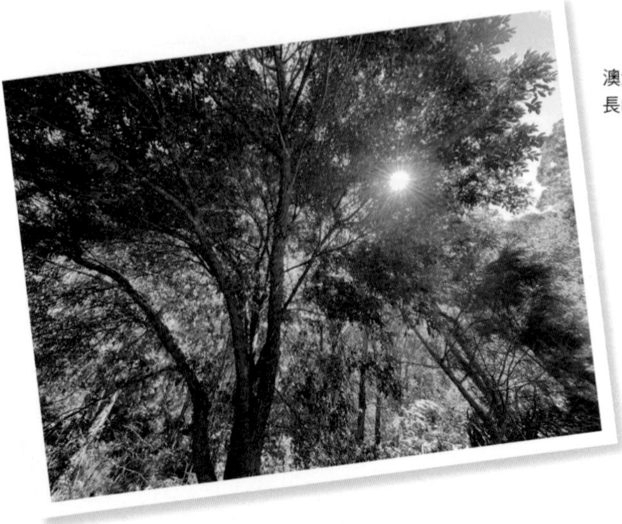

澳洲隨處可見自然生長的尤加利樹。

第4小時

在生活中
保持良好姿勢的祕訣

希望大家能從本章中學習一些小技巧，
讓透過運動調整好的漂亮姿勢長長久久。

不讓身體只有單側負重，最好雙手雙腳都「並用」

人體是左右對稱的結構。雖然有「心臟偏左」等差異，但肌肉與骨骼左右兩邊生長的方式是一樣的。由此可見，若想保持姿勢平衡，就要活動兩邊的手腳，不能只讓身體單側承受負荷。

尤其要注意**慣用手的過度使用**。吃飯、做家事、操作電腦或滑鼠、滑手機時，人們大都習慣使用慣用手。然而只讓身體單側工作可不是件好事，我們應該刻意地使用非慣用手。

右撇子的人可以嘗試**用左手拿湯匙或叉子**，把料理送入口中。雖然在習慣前應該會很花時間，吃飯速度也會變慢，但正因如此不僅能改善身體失衡，還有減肥的效果！因為花時間吃飯才能**刺激飽覺中樞，避免過度飲食。**

不過在還沒習慣時，可能不小心把食物灑到盤子外，建議不要突然在餐廳裡嘗試，而是先在家裡練習（笑）。

再來，使用腳的時候也要注意。當人在登上樓梯第一階、穿鞋子或襪子時，**經常會無意識地從同一側——也就是慣用腳開始**。這感覺是件小事，但過個10年、20年後，細微的差異就會讓左右產生很大的不同。

當然，包包都揹同一側、總是用同一隻手拿東西等等，也都是超初階的NG行為。

總而言之，最理想的狀態是雙手雙腳都並用。以相同的頻率使用身體兩側，才能過上沒有身體歪斜的人生。

腿粗、水腫、走得慢、走不久……萬惡的根源可能是膝超伸！

「名稱少有人知，但身體有許多不適都是由它所引起。」

這句話說的頭號姿勢就是「膝超伸」，意即「膝蓋往反方向過度伸展的狀態」。大家可能比較沒聽過這個名詞，所以我接下來會詳細解說。

人的腿在直立時，通常都呈一直線（180度）。但如果有膝超伸的情況，膝蓋則會往後方反翹，從身體左側看時，就像個「倒く字型」。而這時人體為了站直，便會不自覺**使骨盆前傾、下腹突出，或是把太多重心放在膝蓋上**，進而引發各種問題，諸如膝蓋痛、腰痛、坐骨神經痛、小腿疲勞或水腫、膝蓋下方麻痺、阿基里斯腱、腳跟疼痛、足底筋膜炎，以及下半身肥胖！除此之外，上半身也會受到影響，例如：**背部與肩痛就往往源於膝超伸**。

另外，跑不好、走得慢等煩惱也很有可能是因為膝超伸。

此症狀好發於從事芭蕾、舞蹈或模特兒等容易讓身體過度負荷的人士，或身體較柔軟的人身上，還有從事久站工作者也容易有膝超伸。

簡單來說，問題就出在總是用力把膝蓋往後推的習慣。建議各位在站著時要檢視姿勢並調整肌肉平衡，走路時要排除因步伐導致的身體歪斜，盡量使膝蓋接近正確角度。102頁有介紹正確的走路姿勢。

希望這些資訊，能對煩惱腿粗或容易覺得腿瘦的人有所幫助。

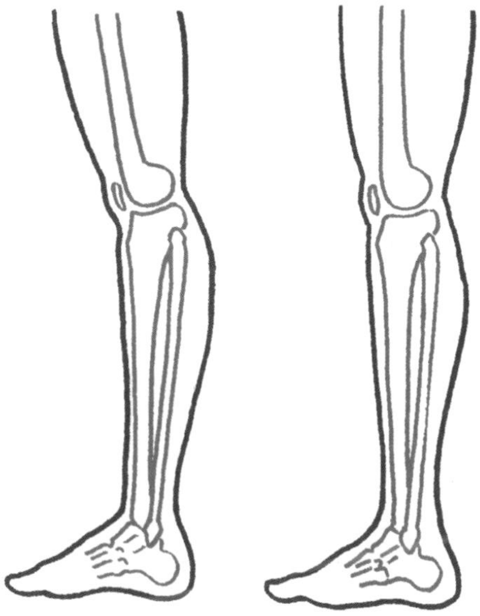

職業運動員也會姿勢不良，長時間維持同一姿勢後一定要進行復位

關於姿勢，人們常有這樣的誤解：

「有運動習慣的人，身體比較沒有歪斜。」

您是否也有這樣的偏見呢？事實上，**因運動而迫使身體擺出不自然姿勢的人非常多。**

如前所述，除了跳舞或跳芭蕾的人容易罹患膝超伸外，拳擊手、棒球選手和高爾夫球員也因經常過度使用慣用手腳，面臨著左右不均的問題。

許多職業運動員都有腰痛或肩膀痛的煩惱，為此跑到我的治療院所尋求協助的人也不在少數。

日本就有位職業騎師A先生，他在20多歲時來到澳洲參加騎師研習，卻因「身體疼痛難忍，想引退並轉行改當整復師」，於是跑來找我諮詢。

騎師的騎乘姿勢是要在激烈運動的馬匹上，以腰部上抬的前傾姿勢接受巨大衝擊，這對身體會造成非常大的負擔。他帶著腰部、肩膀、膝蓋、手腕的問題對我說：「我是來諮詢工作，順便治療的。」我當時內心想著：「居然是順便治療！」還是替他進行了治療，結果他的身體獲得了巨大改善，連他本人都很驚訝。在這之後又過了6、7年，他至今仍是一名騎師，在日本大展身手。

所以各位可別大意地認為：「我有運動習慣，應該不太會有歪斜的問題。」就算是指導他人運動的**健身房私人教練、瑜珈指導員，都曾來我的治療院所報到**。長時間維持同一姿勢，是造成身體歪斜的原因。如果您有因運動產生的身體歪斜，還請利用本書中的運動進行復位唷！

骨科名醫也是我的客戶，連醫生都相信這個方法能改善身體不適

除了職業運動員外，這裡我再分享一個「就算是專業人士也會有身體歪斜問題」的例子。

我的治療院所也有許多**身分是醫生的客人**，他們的職業本是引導和治療他人身體，使其狀態回到正軌，如今也成了「患者」，持續到我這裡尋求醫治。

這些求診人的問題包括：肩膀僵硬、腰痛、五十肩、頭痛、膝蓋痛、背痛……起初我還十分詫異，原來醫生也身患各種毛病。

在這裡告訴大家一個祕密，有位專業是椎間盤突出手術的骨科名醫，私下也是我治療所的常客。他經常光顧整復所的原因是他患有嚴重腰痛，這還真是個黑色

笑話（笑）。

不過我可以感受到他無論如何都想康復的意志，我教給他的運動，他都很認真地實踐。各位或許會驚訝於醫生居然願意老實地嘗試這些運動，但我想正因為確實有成效，醫生才會如此信任我。

在接受治療並進行運動鍛鍊後，如果有感覺到前後的**疼痛程度完全不同，身體活動也變得更靈活**的話，人們自然而然就會想：「我必須聽匠司的話才行。」就算是醫生，他們可能也完全沒有受過「如何使用身體」或「如何矯正姿勢」等的教育。

這讓我不由得想，要是我的知識與技術能更普及就好了。

產後是矯正骨盆歪斜的好時機，光靠訓練骨盆底肌無法治好尿失禁

女性骨盆容易歪斜的最大因素是生產。由於鬆弛素荷爾蒙的分泌，**女性在妊娠期間，骨盆其實就已經開始慢慢歪斜**。

分娩時，恥骨周圍的骨盆會開到極限。而在剛結束生產後，由於嬰兒剛通過產道，骨盆和骨盆底肌都會處於鬆弛延展的狀態。

嬰兒頭部的直徑長達10公分，自然會對母體造成很大的影響。

據說生產後，**打開的骨盆要花3到4個月才會回到原位**。所以我認為最好在生產後能行動時就開始鍛鍊（78頁），因為這是讓本就有歪斜的骨盆復歸原位的大好機會。

換句話說，**生產可能會導致骨盆歪斜，但同時也是校正歪斜的好時機！**

經產婦常見的３大煩惱分別是尿失禁、膀胱炎與陰道鬆弛，而這些煩惱都能透過矯正骨盆歪斜，以及充分訓練骨盆底肌周邊區域來獲得改善。

身為一位姿勢矯正專家，我的看法就如76頁所述，我們不能只針對骨盆底肌進行鍛鍊，也要讓分別與骨盆底肌相連的臀大肌（構成臀部的肌肉）和腹肌發揮作用。我敢肯定「**尿失禁就是始於腹肌無力**」。

另外，「利用暫時憋住排尿與排便來讓骨盆底肌收緊的運動」也很常見，但只有做那些是不夠的喔～！

矯正姿勢

正確的走路姿勢、坐姿、睡姿

日常生活中不經意的壞習慣，都會導致身體歪斜，因此檢視每天的細微動作也很重要。要是從平時就確實留意正確的走路姿勢、坐姿與睡姿，相信無論到幾歲，您都能常保理想姿勢。

正確的走路姿勢

您是不是以拱背前傾的姿勢，小步小步地在走路呢？請注意這是錯誤的走法。如果走路時只用到身體前側的肌肉，將導致大腿與小腿前側變得粗壯，而這樣的肌肉失衡會使身體蜷縮，對姿勢造成不良影響。
正確走路姿勢的關鍵字是「後側」。當各位學會好好使用身體後方的肌肉，就知道怎麼走才不會累。而且身體還能愈走愈伸展，姿勢愈來愈美觀。

觀看影片！

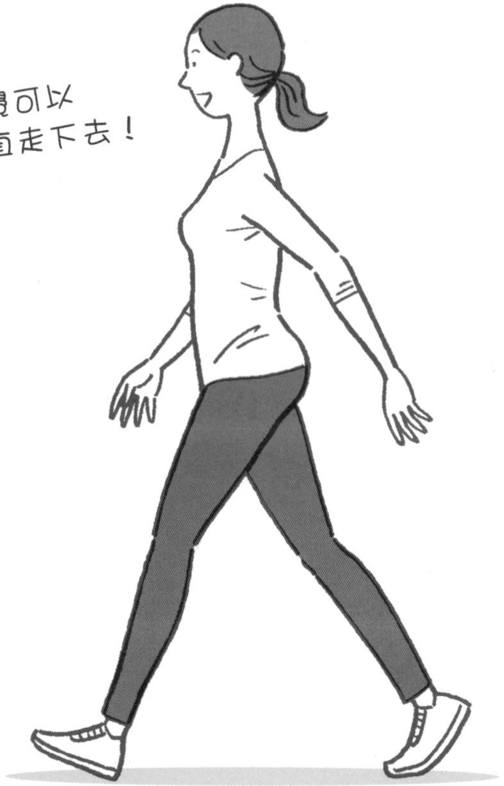

1 當要讓左腳向前一步時，您的注意力不該放在向前伸出的左腳，而是要放在右腳上。在留意右腳勉強「留有一點」重心的感覺下，一邊拉伸右腳後側，一邊抬起整個左腳來前進。這時如果您感覺有用到臀部肌肉，就代表身體後側有在拉伸。這種走法能讓您自然地跨出大步，而且還有提臀的效果。

2 注意手臂不是向前，而是要向後揮動。這麼做能延伸上半身，維持挺拔的姿勢。養成這些正確的走路習慣，走起路來就會更快、更輕鬆也更美觀。

正確的椅子坐姿

長時間久坐或隨意靠著椅背的坐法，都會使背部自然拱起，讓駝背姿勢定形。掌握椅子的正確坐法，必定會改變您的人生。

觀看影片！

NG坐姿

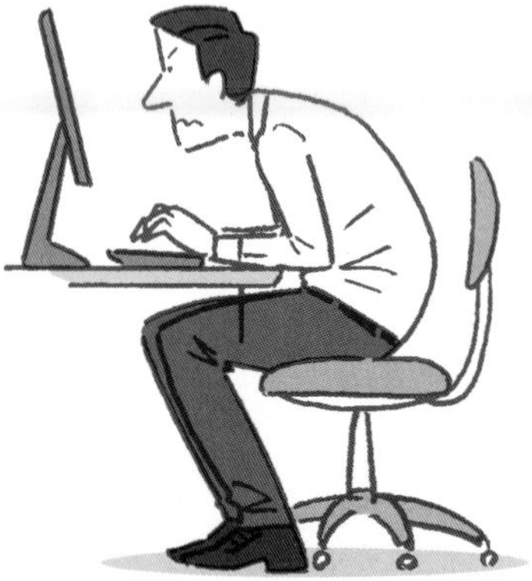

姿勢前傾

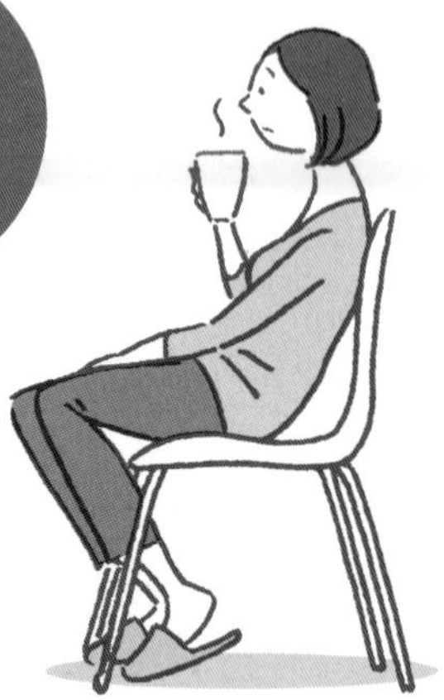

靠著椅背

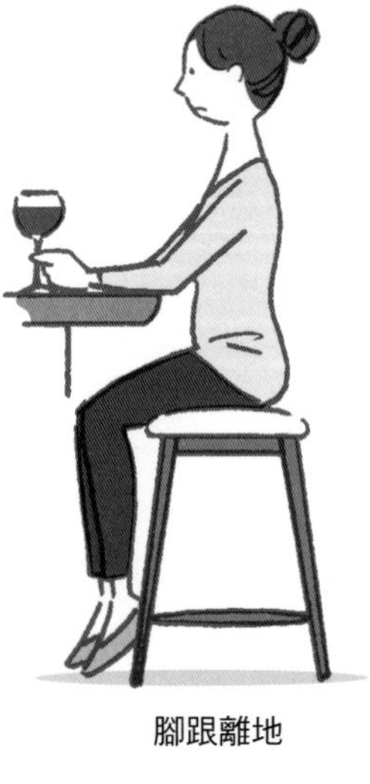

腳跟離地

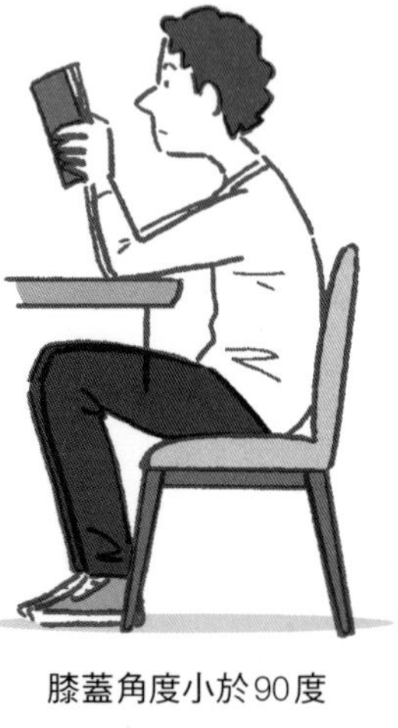

膝蓋角度小於90度

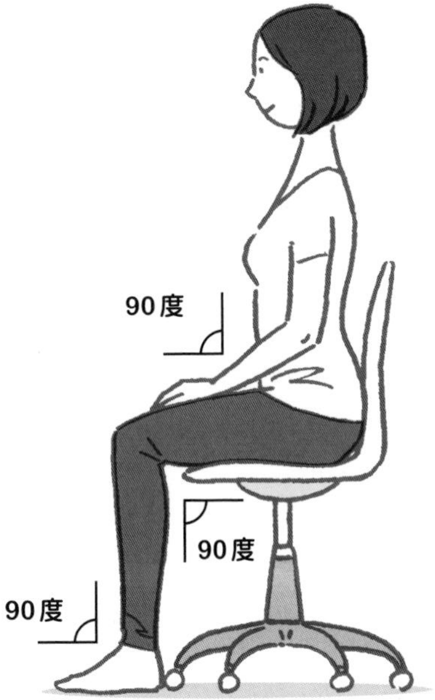

正確坐姿

骨盆最下方的「坐骨」要對準椅面坐好。腳打開與肩同寬，腳掌則要整個平貼在地上。踝關節、膝關節、髖關節都要呈90度。椅子最好選擇能調整高度的款式。

用電腦時

觀看影片！

很多人在用電腦時，鍵盤和滑鼠都離身體太遠！這樣的姿勢會使肩膀往身體內側蜷縮，造成圓肩與駝背。若您有保持正確姿勢，就不會有肩膀僵硬的問題，長時間作業也較不會感到疲憊。

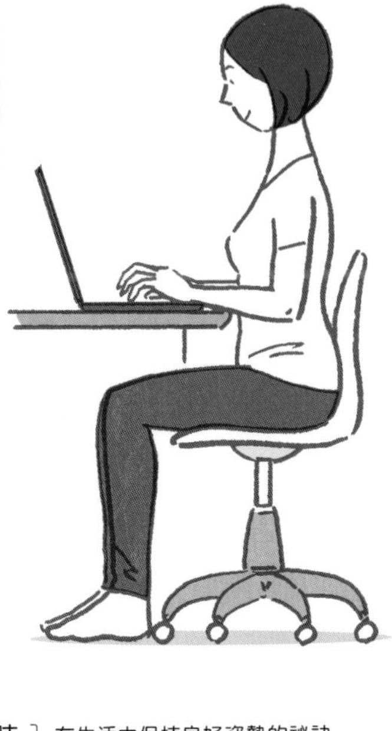

正確姿勢是先夾緊腋下，兩肘貼於身體兩側，只將手肘以下的部分向內翻轉90度，並將鍵盤和滑鼠放到手的下方。

正確的睡姿

我最不推薦的睡姿是趴睡，因為趴睡會扭轉到脊骨與頸部。如果您習慣趴睡，還請從今晚開始養成仰躺或側躺的習慣。
雖然我們無法控制睡著之後的姿勢，但至少要留意入睡前的睡姿。如此一來，大腦和肌肉便會開始記住舒服的感覺。每天堅持下來，睡著後就能自然而然地維持良好的姿勢了。

觀看影片！

仰躺時

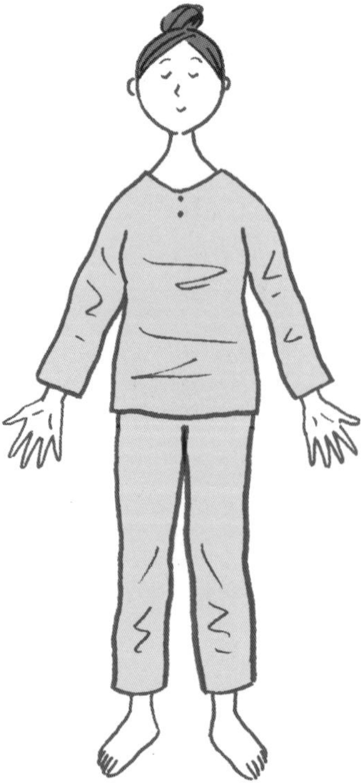

- 腿不要彎曲，而是要打直。雙腳間隔1～2個拳頭寬。
- 最重要的是掌心要朝上。掌心朝下的話，會扭轉到手臂，使姿勢固定在駝背的狀態。
- 仰躺時使用枕頭會造成頸部彎曲，形成不符合人體結構的姿勢，因此我建議不要使用枕頭。

側躺時

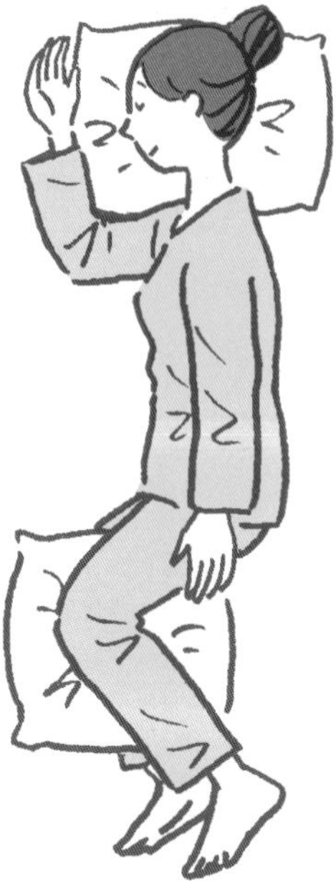

正確姿勢

- 側躺時要使用枕頭。高度最好約等於自己頸部到肩膀的寬度。
- 身體下方的手臂可以伸直或彎曲成90度。記得掌心要朝上。
- 身體上方的手臂往臀部方向伸直，藉此自然地打開胸部，提升睡眠品質。
- 雙腿併攏，彎曲髖關節與膝蓋。膝蓋之間最好夾個枕頭或靠枕。

身體向內蜷縮、骨盆扭轉的不良睡姿會導致坐骨神經痛。

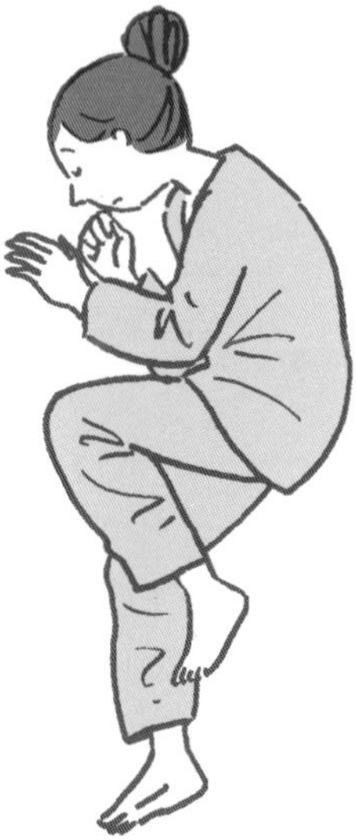

NG姿勢

結語

本書介紹的運動很多都只需約30秒，左右兩邊做完也僅需1分鐘，但我想各位應該都對其立竿見影的效果感到驚訝。

不過，不可能只做1次運動就改善所有不適，所以為了培養良好姿勢，建議各位找自己喜歡的項目持續施行。

我自認是個姿勢魔人，每天都會照一次全身鏡，從鏡中檢視自己身體的正面與側面，也因此我通常一眼就能看出問題，例如：左右肩的線條扭曲、骨盆有些位移等等。然後我就會馬上採取對策，施行矯正該問題的運動。簡直就是過分熱愛姿勢的「怪人」（笑）。

當然，我不會要求各位做到像我這樣，但我希望大家能把姿勢校正視同刷牙一般重要。我們每天都會照顧牙齒，卻不會每天照顧身體，您不覺得很奇怪嗎？

要是各位能因此養成每天留意自己身體的習慣，我會打從心底慶幸自己寫下這本書。

最後，我要特別感謝為這本書給予支持的人們。

＊奉獻全身心照顧我生活起居的妻子由美

＊同樣不惜一切支持我的所有沙龍成員

＊找我出書的幻冬社前田小姐以及製作本書的各位工作人員

＊現在依舊用留言向我表達喜悅與鼓勵的全球 YouTube 視聽者，沒有大家就不會有這麼棒的一本書

＊衷心感謝購買本書並讀到這裡的各位，謝謝大家

希望這本書能幫助各位常保健康與美麗。

在此獻上我來自澳洲的感激之情。

匠司

封面設計　小口翔平＋畑中茜（tobufune）
內文設計　田中俊輔（PAGES）
運動拍攝　村上未知
作者拍攝・P6拍攝　駒形江美
專欄拍攝　杉森匠司
妝髮　村田真弓
模特兒　島田七実（オスカープロモーション）
服裝支援　Style Boat Market
運動監修　Kei Yamamoto（Flow Labo）
插畫　中村知史
漫畫　熊野友紀子
DTP　美創
協助執筆　山守麻衣
結構　鈴木恵美

1分鐘改變人生的姿勢教室

出　　版／楓書坊文化出版社
地　　址／新北市板橋區信義路163巷3號10樓
郵 政 劃 撥／19907596 楓書坊文化出版社
網　　址／www.maplebook.com.tw
電　　話／02-2957-6096
傳　　真／02-2957-6435
作　　者／杉森匠司
翻　　譯／洪薇
責 任 編 輯／邱凱蓉
內 文 排 版／楊亞容
港 澳 經 銷／泛華發行代理有限公司
定　　價／320元
出 版 日 期／2024年2月

國家圖書館出版品預行編目資料

1分鐘改變人生的姿勢教室 / 杉森匠司作 ; 洪薇譯. -- 初版. -- 新北市 : 楓書坊文化出版社, 2024.02　面；　公分

ISBN 978-986-377-937-7（平裝）

1. 姿勢 2. 運動健康

411.75　　112021666

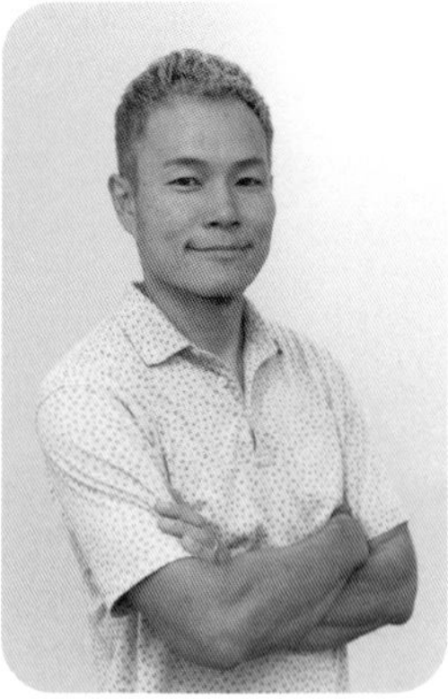

杉森匠司

姿勢矯正治療師、整復師，兼「Balance and Posture」治療院所代表，診所分別位於澳洲的雪梨與塔斯科特。1974年出生於大阪，大學以空手道選手的身分造訪澳洲時，發現當地環境不僅改善自己氣喘的老毛病，呼吸也感到十分輕鬆，因而決意赴澳定居，於1999年畢業後啟程。然而，大學時罹患的腰椎椎間盤突出在雪梨惡化，導致其手腳發麻無法工作，嚴重時甚至只能臥床。雖然之後接受了各種治療，卻只能暫時改善症狀，於是他下定決心自行學習自癒的方法。在取得澳洲政府公認的「Remedial Massage」資格後，於2010年開設治療院所。技術方面結合了東西方的各式技法，確立名為「匠司式」的方法。目前經營的治療院所，是連職業運動員和骨科醫生都找上門的「排隊名院」。此外，他也是一位活躍的YouTuber，頻道訂閱人數超過20萬，播放量最多的影片是《ダイエットには肩甲骨のエクササイズ!》（減肥就靠肩胛骨運動！），創下突破200萬次的播放紀錄（截至2023年12月）。

YouTube頻道「シドニーのしょうじチャンネル」（雪梨匠司頻道）
https://www.youtube.com/c/BalanceandPosture/featured

IPCEA（國際姿勢矯正運動協會）
https://shojisugimori.com/ipcea/

IPCTA（國際姿勢矯正治療師協會）
https://ipcta.org/